Dr A. TRIPIER

HYPERPLASIES CONJONCTIVES
FIBROMES UTÉRINS

Leurs traitements médicaux

RÉÉDITION ANNOTÉE DE MÉMOIRES DIVERS

1861-1897

PARIS
1898

CHEZ L'AUTEUR, 41, RUE CAMBON

HYPERPLASIES CONJONCTIVES

FIBROMES UTÉRINS

DU MÊME AUTEUR

Leçons cliniques sur les Maladies des Femmes

Thérapeutique gynécologique générale. — Lésions simples de nutrition de l'utérus; l'engorgement utérin. — Lésions de situation et de forme : versions et flexions. — Thérapeutique des lésions simples de nutrition et de situation. — Fibromes utérins : pathologie; traitement de l'auteur; traitement électrique. — Hystéropathies locales. — Hémorrhagies utérines. — Cathétérisme utérin. — Hystérie : formes paralytiques, hyperismiques, convulsives; nature et traitement. — Diathèses : l'Arthritisme chez la femme. — L'électricité en obstétrique. — Ovariostomie.

1 vol. in-8°, 1883, O. Doin, place de l'Odéon, 8.

Des applications obstétricales de l'électricité, 1875 (*épuisé*).

Cautérisation tubulaire, 1879 (*épuisé*).

Galvanocaustique et électrolyse, 1881.

La thérapeutique des hypertrophies prostatiques, 1888.

Varices viscérales, 1888.

Voltaïsation urétrale : chimicaustie, électrolyse, myolethe, 1891.

Paralysies du mouvement. Note sur le rôle de l'examen électro-musculaire dans leur histoire, 1894.

Franklinisation, 1897 (*épuisé*)

Anaphrodisie et spermorrhée. Contribution à la pathogénie et à la thérapeutique des anomalies de l'érection et de l'excrétion spermatique, 1898.

Dr A. TRIPIER

HYPERPLASIES CONJONCTIVES

FIBROMES UTÉRINS

Leurs traitements médicaux

REÉDITION ANNOTÉE DE MÉMOIRES DIVERS

1861-1897

PARIS
1898

CHEZ L'AUTEUR, 41, RUE CAMBON

HYPERPLASIES CONJONCTIVES

La question des *fibromes* ou *fibro-myomes* utérins a été peu agitée jusque vers 1870. Aux malades qui en étaient affectées, on en promettait généralement la guérison spontanée quand viendrait la ménopause, comme, avant Duchenne de Boulogne, on promettait la guérison spontanée des paralysies infantiles pour l'époque de la seconde dentition..., ou à la puberté.

Quelques expédients avaient bien été vantés contre des accidents épisodiques : l'ergot de seigle notamment contre les hémorrhagies ; mais ces expédients étaient sans valeur curative.

Cependant des tentatives plus sérieuses se poursuivaient dans des voies différentes. Ciniselli en Italie, Cuttler en Amérique, songèrent à employer comme agent résolutif l'électrolyse préliminaire de la chimicaustie voltaïque. De mon côté, je m'appliquais à utiliser localement l'action « fondante » de l'iodure de potassium. Les succès de ces deux ordres de traitement m'ont décidé, maintenant qu'ils sont acceptés de ceux qui les connaissent, à en rappeler l'histoire et la technique.

Les progrès contemporains de la chirurgie sembleraient devoir donner aujourd'hui des solutions promptes, radicales et satisfaisantes des difficultés que, sur ce terrain, nous présente la clinique. Sera-ce une raison de se désintéresser des solutions médicales ? — Je ne le crois pas. Outre que ces dernières sont, elles aussi, susceptibles de se perfectionner, il est une question, celle des *risques*, qu'on ne peut refuser de faire entrer en ligne de compte. Les risques, en chirurgie, sont très inégaux ; et, en accordant aux chirurgiens exclusifs qu'il n'y aurait pas de tumeurs inopérables, ils reconnaîtront ne pas aborder toutes les hystérectomies avec la même sérénité ; et que, si l'on défalquait de certaines statistiques les opérations faciles parce qu'elles étaient inutiles, le chiffre de la mortalité donnerait grandement à réfléchir.

Il est donc utile de rappeler que, quelle que soit la virtuosité avec laquelle la chirurgie tranche certaines difficultés cliniques, il est à celles-ci des solutions médicales, solutions lentes mais sans risques, et trop généralement ignorées des médecins aussi bien que des chirurgiens.

Mais avant d'aborder l'examen des procédés thérapeutiques, je voudrais m'arrêter un instant sur les données pathologiques et surtout pathogéniques de la question générale des tumeurs rapportées aux aberrations de développement du tissu conjonctif. L'histoire de celles-ci présente des obscurités et des lacunes qu'il importe de ne pas dissimuler.

Lorsque, en 1859, j'employai, pour la première fois je crois, le mot *hyperplasie* (1) pour désigner la simple surproduction d'un tissu, — du tissu conjonctif, — je pris la question de pathogénie telle qu'elle avait été formulée par Scanzoni, réduite à un état de simplicité qui ne pouvait représenter qu'un point de départ ; et raisonnai *a priori* sur l'intervention, dans cette pathogénie, des causes les plus aisément saisissables, sans tenir compte alors des développements et amendements que comportaient ces vues, des rapports inévitables d'une pathogénie abusivement simplifiée

(1) A. TRIPIER. *Hyperplasies conjonctives des organes contractiles*. De l'emploi de la faradisation dans le traitement des engorgements et déviations de l'utérus et de l'hypertrophie prostatique. (Compt. rend. de l'Acad. des Sciences, 1er août 1859 ; Clinique européenne, 6 août 1859 ; *Gazette médicale de Paris*, mai 1861 ; *Allgemeine Wiener medizinische Zeitung*, 1861.)

avec des conditions pathologiques complexes provisoirement négligées.

Les causes de surproduction d'un élément ou d'un tissu ne pouvaient, même pour le tissu conjonctif, être limitées à celles que j'avais envisagées sans rien préjuger du mécanisme des phénomènes ultérieurs d'organisation. La diversité des formes cliniques des tumeurs comprises sous les noms de *fibromes* ou de *fibro-myomes* leur montre des conditions de développement variées, en même temps qu'elle conduit à poser la question de leurs relations avec des conditions d'évolution plus générales que celles auxquelles on s'est arrêté tant qu'on n'a considéré ces néo-formations que comme des accidents locaux.

Les progrès que comporte actuellement cette question des fibromes sont subordonnés aux acquisitions de la pathogenèse générale de l'élément ou des éléments qui entrent dans la formation du tissu conjonctif. Sur ce terrain, l'histologie ne pourra que vérifier, en leur donnant une forme, des conclusions qu'il nous faut attendre de l'expérimentation, d'une expérimentation dont les voies et moyens semblent n'avoir été jusqu'ici préparés que par la thérapeutique.

C'est de l'*engorgement* que j'étais parti, reprenant un mot tombé en désuétude, montrant ses liens avec la *stase*, alors également oubliée ; et j'admettais, avec Scanzoni, que l'engorgement pouvait être le point de départ d'une hyperplasie conjonctive. Pour définir l'engorgement par la stase, j'étais parti de considérations sur les conditions mécaniques de la circulation que je crois devoir reproduire :

« Un trouble physiologique qui se montre trop constamment dans les paralysies viscérales pour ne pas devoir être considéré ou comme leur cause principale, ou comme l'effet d'une même cause, est cette anomalie de la circulation, un peu perdue de vue de nos jours, à laquelle on a autrefois donné le nom de *stase*.

« Il est nécessaire, pour se faire de la *stase* une idée en rapport avec l'état actuel de nos connaissances, de se reporter aux belles expériences dans lesquelles M. Cl. Bernard a montré l'influence des nerfs artériels sur l'afflux du sang dans une région circulatoire donnée. Nous savons maintenant, qu'alors qu'elle se présente indépendamment de toute complication, la paralysie de ces nerfs amène l'état de vascularisation excessive auquel convient le nom d'*hyperémie*. Dans les mêmes conditions, c'est-à-dire en l'absence de complications du côté des autres appareils, l'excès d'action des nerfs artériels modère outre mesure l'accès du sang dans la région et produit l'*anémie* locale. Mais la circulation n'est pas seulement sous la dépendance de l'afflux du sang ; il faut que le sang qui est arrivé dans une région puisse en sortir. Or, bien que les conditions qui sont capables de mettre obstacle à cette circulation de retour ne nous soient pas toutes très nettement connues, nous savons que celle-ci peut être partiellement empêchée. Si l'obstacle au départ du sang par les conduits veineux coïncide avec la paralysie des nerfs artériels, l'hyperémie deviendra *congestion* (1). Si, au contraire, la circulation veineuse est gênée en même temps que l'afflux artériel est diminué, l'anémie deviendra *stase*.

« La congestion, qui se traduit par une vascularisation plus grande, et qui, phénomène ordinairement passager, n'offre d'inconvénients immédiats qu'en raison de son siège, lorsque l'action mécanique de l'afflux du sang porte sur des organes délicats, tend, lorsqu'elle se prolonge, à se juger par les accidents dits inflammatoires, *pour peu que les autres conditions qu'exige la production de ceux-ci soient remplies*. La stase arrive lentement, et, une fois produite, persiste, sans grand inconvénient immédiat, mais aussi, en raison même de

(1) Pendant une trentaine d'années, le mot congestion a à peu près disparu de la littérature médicale, où on le remplaçait, très improprement, par hyperémie. On y revient.

la lenteur avec laquelle elle s'est progressivement établie, sans tendance à disparaître » (1).

A l'engorgement ainsi défini j'oppose le traitement par la faradisation exposé dans une communication à l'Académie des Sciences (août 1859), et dont la version la plus récente a été donnée dans mes leçons cliniques (2). Je n'ai pas à y revenir ici.

C'est de la considération d'insuccès relatifs de cette méthode dans des cas tenus pour *engorgements* que je me suis trouvé conduit à reconnaître plusieurs classes d'hyperplasies conjonctives, et à me demander, question encore sans réponse, si les fibromes représentaient une phase ultérieure de l'évolution d'une hyperplasie que j'aurais envisagée à un état de trop grande simplicité, ou s'ils représentaient quelque chose de plus ou autre chose ?

Il pouvait sembler que l'histologie eût dû assigner une place et des limites à un ordre d'hyper ou de néo-formations dont la clinique avait simplement établi le caractère bénin, et admis, légèrement peut-être et sans avoir à s'expliquer sur son mécanisme, la régression possible. Mais, sur ce terrain encore, l'histologie devait demeurer à la remorque de la clinique. En l'absence des données d'une pathogénie expérimentale, elle ne pouvait que rester exclusivement descriptive, et aboutir à des classifications purement décoratives ; jusqu'ici ses tentatives à la poursuite de l'*élément* n'ont amorcé aucune vue pathogénique. Dans le cas spécial ici en cause, elle comprend sous un même chef des formes trop différentes pour que la clinique accepte ce rapprochement ; quant au protoplasma, elle n'a pas encore prise sur lui.

---

(1) *Des applications de l'électricité à la médecine*. Etat de la question. 2e édit. Paris 1874.

(2) *Leçons cliniques sur les maladies des femmes*. Thérapeutique générale et applications de l'électricité à ces maladies. Paris 1883.

C'est à une tératogénie expérimentale, qui, en dehors des patientes et ingénieuses recherches de Dareste, n'est pas encore entrée dans nos habitudes de laboratoire, qu'il appartiendra d'établir les assises d'une pathogénie sur laquelle puissent se baser une prophylaxie et une thérapeutique raisonnées qui sont l'objectif et les raisons d'être de l'intervention médicale.

Les études physiologiques ont été plus fécondes.

Sans chercher à se prononcer sur la réductibilité ou l'irréductibilité de l'élément figuré, Cl. Bernard a pu, par des intoxications, atteindre la plupart des éléments fonctionnels. L'impulsion que l'étude des altérations des liquides organiques a reçue de vues systématiques toutes récentes, ouvre à cette dissection toxicologique un champ dont l'exploration conduira très vraisemblablement à une refonte des classifications de l'histologie pathologique, de celles au moins qui portent sur des nuances, — s'il est permis de traiter de nuances les différences entre deux produits d'évolution, l'un bénin, l'autre fatalement mortel. Enfin, bien avant que se posât la question des toxines, qui aura certainement un rôle à jouer dans l'histoire des évolutions cellulaires, celle des évolutions morbides des *granulations moléculaires*, dédaignées des histologistes, avait été magistralement posée par Béchamp.

On ne saurait toutefois passer ici sous silence des tentatives expérimentales un peu frustes, dans lesquelles divers procédés de traumatisme ont été employés à produire un état encore mal défini sous le nom d'*inflammation*, dont on observait ensuite les phases.

L' « inflammation » étant généralement acceptée comme le prologue de toute hypergenèse, il semblerait que ces observations dussent offrir un grand intérêt. Il est loin d'en être ainsi: l'inflammation expérimentale par traumatisme ne représente qu'une face très étroite d'une question très vaste, si l'on s'en rapporte aux définitions générales données de l'inflammation sans épithète. Pour revenir sur une question de définitions que j'ai eue à discuter assez longuement (1), j'admets volontiers que l'inflammation expérimentale aseptique des histologistes représentera un jour l'inflammation pure et simple, le type auquel on devra ramener les diverses formes cliniques, ou qu'on en devra éliminer, suivant l'objectif de la recherche à laquelle on se livrera.

En attendant, on doit admettre qu'un grand progrès fut réalisé le jour où Bazin établit des types cliniques de phlegmasies *spécifiques* ; il semble difficile d'aller plus loin tant qu'on se contentera de décrire et de classer.

Depuis, l'avènement des doctrines microbiennes, en rattachant l'inflammation à la pullulation d'un *coccus*, a peut être simplifié la question doctrinale en paraissant compliquer les données cliniques. Jusqu'ici, ce pourrait n'être qu'un ordre de causes à ajouter à nombre d'autres. Son concours est-il nécessaire ? La considération du terrain montre qu'il n'est pas suffisant.

Enfin, les expériences de Cl. Bernard sur les prédispositions aux phlegmasies établies par des traumatismes antérieurs de ganglions nerveux, nous rappellent ici cette proposition, à laquelle la clinique nous ramène tous les jours, que la cause pathologique unique est une cause nulle. C'est encore une fois à l'expérimentation du laboratoire, à la création expérimentale de dystrophies, qu'il appartiendra de faire avancer la question.

En faisant procéder l'hypergenèse conjonctive de la stase, j'avais, à la suite de Scanzoni, appuyé trop exclusivement sans doute sur une de ses causes (prochaines ou éloignées). Le concours de quelqu'un des états encore mal définis sous le

---

(1) *Leçons cliniques, etc.*, 1883, II.

nom d'*inflammation* serait-il ici nécessaire? On l'a admis en bloc; et je crois qu'il n'y aura à apporter, sur ce point, que des réserves de détail.

Dans un très intéressant travail sur la *Signification anatomique et clinique des inflammations interstitielles polyviscérales*, le docteur Bard a envisagé la question pathogénique de plus haut et apporté une importante contribution clinique à l'histoire pathologique du tissu conjonctif, en refusant d'accepter pour ses lésions un rôle « secondaire et subordonné », depuis la prolifération et l'infiltration embryonnaires jusqu'à la surproduction de fibres et à la sclérose.

Pour lui, la stase est incapable, à elle seule, d'engendrer les scléroses diverses; il faut toujours qu'il vienne s'y joindre des poussées inflammatoires locales; tout en admettant une sclérose dystrophique, il n'est pas éloigné de faire procéder ces poussées phlegmasiques locales d'une inflammation péri-artérielle se propageant au tissu conjonctif lui-même. Mais cette « inflammation » péri-artérielle, d'où vient-elle? pourquoi ne serait-elle pas, elle aussi, dystrophique? et pourquoi conserver le vocable « inflammation » aux dystrophies torpides? La difficulté non résolue est toujours la même : absence d'une définition topique de l'inflammation, répondant à une condition simple et fixe, au milieu d'apparences cliniques qui changent incessamment l'aspect de phénomèmes très divers sous leur étiquette commune (1).

Nous venons de rappeler que des idées, très en faveur depuis que la généralisation de faits découverts par Davaine a

(1) On fait généralement procéder l'inflammation d'une *irritation*. Ce terme vague n'est pas pour nous déplaire pour représenter quelque chose de vague; il n'aurait qu'un défaut sur lequel il suffit de s'entendre pour éviter un malentendu : celui de dériver de l'*irritabilité* Hallerienne qui ne répondait qu'à une *excitation* fonctionnelle, tandis que l'irritation des auteurs contemporains représente un *traumatisme*, physique ou chimique.

abouti à la doctrine de la panspermie pastorienne, sont devenues rapidement exclusives, comme toutes les thèses à la mode. Aujourd'hui qu'on tend à ne plus voir d'inflammation sans ensemencement *coccique*, il y a lieu de rappeler que si l'on avait fait trop grande la part des « irritations » locales, ce serait aller trop loin que les écarter comme facteurs d'une étiologie complexe ; que, s'il n'est pas encore nettement défini, le rôle du terrain, du terrain fonctionnel aussi bien qu'anatomique, doit entrer en ligne de compte.

Si l'*irritation* mécanique est insuffisante comme *cause unique* de phlegmasie, ne peut-elle suffire à créer, immédiatement ou indirectement, des dystrophies, conditions préparatoires de quelques-uns des phénomènes compris sous l'étiquette *inflammation?*

Au lieu de simplifier l'étiologie, comme on a aujourd'hui trop de tendance à l'admettre, les doctrines microbiennes y auront ajouté un chapitre ; elles devront, en compensation, faire aux autres des confins moins « flous ».

Ici, les conditions générales d'organisation des plasmas nous intéressent surtout. A défaut de constatations expérimentales serrant de près les phénomènes, la thérapeutique a largement démontré que, directement ou indirectement, agissant soit sur le plasma, soit sur sa gangue figurée, certaines intoxications et aussi certaines actions physiques modifient ou arrêtent son organisation.

Nous venons d'embrasser confusément le champ de la pathogénie cellulaire. *Excitantes* ou *irritantes*, les conditions mécaniques n'y jouent qu'un rôle restreint, peut-être toujours nécessaire (?), souvent décisif alors même qu'il n'est qu'accessoire.

C'est de cette préoccupation de l'influence des conditions mécaniques de la circulation que j'étais parti lorsque j'abordai, au point de vue thérapeutique, l'étude des hyperplasies conjonctives, envahissement banal, à peu près uniformément interstitiel. Il me sembla, chose excusable alors, que l'ensemble des phénomènes compris sous le nom d'inflammation n'avait pas de rôle nécessaire à y jouer ; et je rattachai les troubles nutritifs communs de l'utérus et de la prostate aux conditions mécaniques de la circulation, m'attachant à définir ces conditions préliminaires d'une évolution morbide, conditions nécessaires, peut-être, mais qu'on peut aujourd'hui, je crois, déclarer insuffisantes.

Rattachant l'infiltration conjonctive à la *stase*, je concluais à une thérapeutique surtout cinétique, dont la faradisation m'offrait le mode d'exécution le plus efficace, en même temps que le plus commode.

Ce n'est que dix ans plus tard que j'en vins à me demander si l'*engorgement* un peu ancien ne pouvait déjà représenter un premier degré d'infiltration fibreuse. Parmi les engorgements dont j'avais, sans renseignements anatomo-pathologiques autres que ceux de Scanzoni, écrit une pathogénie *a priori*, — que je ne crois pas avoir à désavouer encore, — les uns cédaient, et assez rapidement, à la faradisation, à la thérapeutique mécanique que m'avait suggérée cette pathogénie, tandis que d'autres y résistaient : l'amélioration subjective s'y produisait, identique ou à peine plus lente, mais le volume de l'utérus ne se trouvait pas modifié dans une mesure bien appréciable.

Enfin, chez des sujets qu'il m'avait été donné de suivre pendant cinq, dix, quinze ans, j'avais assisté au développement de véritables tumeurs. Dans mes statistiques de Versions et surtout de Flexions (1), figurent des malades chez lesquelles l'engorgement ou la déviation représente la période de début d'un fibrome. C'est ce qui m'avait fait renoncer, vers 1871, à poursuivre les recherches statistiques sur les versions et flexions, que j'avais commencées au début de mes

(1) *Lésions de forme et de situation de l'utérus ; leurs rapports avec les affections nerveuses de la femme et leur traitement*, 1871.

études gynécologiques. Mon attention une fois appelée sur ce point, je ne tardai pas à être frappé de l'extrême fréquence de cet ordre de tumeurs, fréquence inconnue alors, — bien qu'elle eût été pressentie par Bayle, par Hooper, par Boivin et Dugès, — sans doute en raison de l'impuissance de la thérapeutique d'alors vis-à-vis d'une affection qui n'était d'ailleurs grave qu'exceptionnellement.

La thérapeutique conduira-t-elle à distinguer l'envahissement fibreux de l'envahissement conjonctif? Les conditions de production des deux sont-elles différentes? Cela me paraît dès à présent probable.

Un fait singulier dans l'oubli que je viens de rappeler de la fréquence des fibromes, c'est qu'elle ait pu être méconnue par des auteurs basant des statistiques d'affections utérines sur des nécropsies. Dans mon mémoire de 1871 sur les *Lésions de forme et de situation de l'utérus,* j'empruntais à divers auteurs des statistiques de versions et flexions; parmi celles que j'ai pu réunir, il en est où les diagnostics avaient été faits à l'amphithéâtre : Soudry avait ainsi examiné 71 jeunes filles; Goupil, 30 jeunes filles; Depaul, 50 adultes nullipares; Gosselin, 48 adultes nullipares; Richet, 61 adultes ayant eu une ou plusieurs grossesses. Il est inadmissible que dans ces autopsies on n'ait pas rencontré de fibromes. Faut-il admettre que ceux-ci aient passé tous sous la rubrique *flexions?* L'erreur est souvent facile en clinique, elle devrait l'être moins à l'amphithéâtre; — ou qu'on n'ait eu affaire qu'à des fibro-myomes diffus, interstitiels, qui n'auraient pas paru devoir figurer à part? Cette dernière supposition, si elle était admissible, confirmerait qu'entre les fibromes à noyaux massifs et les fibro-myonnes diffus, toutes les variétés de répartition de l'élément fibreux peuvent s'observer. Peut-on partir de là pour comprendre sous la même étiquette *conjonctifs* des éléments histologiques que la clinique conduit à tenir pour très différents les uns des autres? Peut-on en inférer, indépendamment de conditions additionnelles dont il n'aurait pas été tenu compte, la transformation d'un élément figuré en un autre? ou l'indifférence d'organisation du protoplasma? C'est à la clinique qu'il appartiendra, sinon de résoudre ces questions, du moins de les poser nettement à l'expérimentation tératogénique.

L'anatomie pathologique étant insuffisante à mettre dans la question un ordre utile, la pathogénie contemporaine n'ayant fait qu'ouvrir des horizons et montré la complexité du problème, c'est dans les traditions empiriques, dans la thérapeutique, qu'il nous faut chercher une orientation. Nous nous trouvons, d'ailleurs, en présence des malades, forcés, au moment d'agir, de nous désintéresser de la pathogénie de l'avenir.

Lorsque l'iodure de potassium fit son apparition en France, on lui attribua la guérison de deux cas de cancer (1). Il s'agissait vraisemblablement de gommes syphilitiques ulcérées, — de lésions de type conjonctif. Les preuves se sont accumulées depuis que, sous l'influence de l'iodure de potassium, sous une influence *chimique*, certaines régressions peuvent s'opérer (prenant le mot régression dans un sens vague, sans appuyer sur le mécanisme). Les histologistes nous diront jusqu'à quel point l'élément atteint par le médicament était « conjonctif »; les physiologistes, si c'est sur les plasmas qu'on a agi.

Ciniselli et Cuttler ont, en même temps, montré la résolution des tumeurs qui nous occupent plus particulièrement ici sous des influences primitivement *physiques*.

Je n'insiste ici que sur des exemples tout à fait nets de régressions curatives de tumeurs aussi bien définies que le comporte l'état actuel de nos connaissances.

L'empirisme physique nous offre des exemples moins

(1) *Journal de physiologie de Magendie*, 1824.

étudiés de régressions obtenues sous l'influence des modificateurs cinétiques, — parmi lesquels il y a lieu de comprendre nombre de pratiques électriques, — des actions de la température, des cures hydrothérapiques.

Parmi les « fondants » chimiques, il en est dont l'étude est à reprendre : les mercuriaux, notamment, n'ont encore été éprouvés que sur un terrain trop spécial; il y aurait lieu d'en étendre l'expérimentation.

La chimie biologique aura aussi son mot à dire dans le procès pendant ici : les vues ingénieuses de de Backer sur la thérapeutique par les ferments ont ouvert une voie. La sérothérapie, sans doute une autre.

Enfin, il est un point d'empirisme physiologique dont l'étude est à reprendre sur de nouvelles assises : l'usage des exutoires à demeure. Il a été abandonné avant qu'on ait pu se faire des vues spéculatives sur leur rôle. Il appartient à la médecine vétérinaire de nous les restituer en connaissance de cause.

Si je me suis arrêté, dans cette introduction, à quelques considérations sur une question très vaste de pathogénie générale, à l'occasion d'un ordre d'affections très spécial, c'est pour indiquer que je n'envisage pas la question thérapeutique comme jugée par les succès absolus ou relatifs dont l'histoire se trouvera dans les mémoires dont j'ai cru devoir donner ici une réimpression. L'état actuel de nos connaissances ne m'a pas paru comporter l'essai d'un exposé *ex-professo* d'une question qui n'offrira pas de longtemps un intérêt dogmatique suffisant pour justifier pareille tentative.

UNE NOUVELLE CLASSE

DE

TOPIQUES INTRA-UTÉRINS

TRAITEMENT DES TUMEURS FIBREUSES INTERSTITIELLES [1]

Bien que l'indication d'agir directement sur la muqueuse utérine dans les affections dont elle est le siège fût évidente, ce n'est qu'à une époque récente qu'on s'est décidé à la remplir. Depuis longtemps sans doute on avait dû y songer ; mais les idées ayant cours sur l'extrême et capricieuse susceptibilité de l'utérus, sur la facilité avec laquelle ses affections éveillent les phénomènes sympathiques ou de voisinage les plus redoutables, n'étaient pas faites pour encourager dans des tentatives qui paraissaient trop hasardeuses. Une longue expérience était nécessaire pour arriver à démêler, dans les accidents causés par les manœuvres exercées sur l'utérus, quelle part devait être faite à l'irritabilité spéciale attribuée à l'organe, et quelle part aux imprudences ou aux maladresses opératoires. Bien que peu de documents aient été publiés sur lesquels on puisse se fonder pour faire cette

(1) *Bulletin général de Thérapeutique médicale et chirurgicale.* 1880. Une première version de ce travail avait été donnée, en 1878, dans la *Gazette obstétricale.*

enquête, il est possible aujourd'hui de tirer de la pratique étendue de quelques-uns, du spectacle des témérités heureuses de quelques autres, des impressions qui permettent de remplir presque toutes les indications sans s'écarter des règles de la prudence la plus sévère.

Il s'en faut de beaucoup que l'utérus soit aussi fragile qu'on l'admet encore généralement ; mais, en émettant cette assertion, je suis loin de prétendre justifier les brutalités commises ou à commettre à son endroit ; c'est à elles surtout que j'attribue les accidents observés, accidents assez nombreux, il faut le reconnaître, pour avoir conduit à proscrire avec des apparences de raison les pratiques les plus rationnelles et les plus utiles. Tel fut le cas pour les médications topiques intra-ultérines.

Je compte, ici, m'occuper surtout de la nature des topiques injectés, proposant de substituer une forme nouvelle à celles employées antérieurement, et regrettant de n'avoir pas à formuler contre ces dernières des griefs plus précis que ceux auxquels elles ont dû le discrédit dont elles ont été frappées à diverses reprises. Quelque disposé que je sois à m'enfermer dans les limites de mon sujet, je ne saurais toutefois me dispenser de m'arrêter un instant sur les conditions opératoires qui permettent de pénétrer dans l'utérus avec sécurité (1).

C'est en 1832 que Mêlier, dans une communication à l'Académie de médecine, insista sur l'utilité que pouvaient avoir

---

(1) Il n'a été, dans ce mémoire comme dans ceux qui suivent, question ni d'*aseptie* ni d'*antiseptie*. Aux temps où ils furent publiés, ou auxquels ils se rapportent, la question *microbienne* n'était pas « en vedette » : on s'en tenait généralement à la propreté, aux antiseptiques du temps d'Homère — vin, huile, cire, — et à des « antimiasmatiques » gazeux ou liquides : chlore, acide sulfureux, hydrogènes carbonés divers. Des statistiques nombreuses ont, depuis, mis en grande lumière l'importance de ces antiseptiques de divers ordres et de l'extension que leur ont donnée les progrès contemporains de la chimie, en même temps que les avantages obtenus de leur emploi systématique. Il est toutefois regrettable que cette orientation des préoccupations pathologiques vers les *infections spécifiques* ait, momentanément au moins, conduit les esprits « d'une seule idée » — et ils sont légion — à tenir le *traumatisme* pour tout à fait négligeable.

des topiques portés, au moyen d'injections, sur la muqueuse utérine. Mais Mêlier, qui pratiquait peu, ne put vulgariser la méthode qu'il avait proposée.

En 1840, Vidal de Cassis publia sur ce sujet un travail plus complet, renfermant, indépendamment de faits cliniques relevés à l'hôpital de Lourcine, une série d'expériences sur le cadavre tendant à établir la non-perméabilité des trompes pour les injections peu abondantes et poussées sans trop de force. Vidal a donné la formule du liquide iodé dont il faisait usage. Tenant compte de la solubilité de l'iode dans l'iodure de potassium, il employait une solution aqueuse au lieu de la solution alcoolique qui a, à tort je crois, prévalu depuis. Il a insisté avec raison sur l'innocuité de ces injections convenablement faites; mais il me paraît avoir fait moindre qu'elle n'est la part de la douleur, en la considérant comme un fait exceptionnel. Vidal dit encore avoir employé pour ces injections une solution étendue de nitrate d'argent et la liqueur de Van Swieten ; mais il s'en tient à cette indication sommaire et ne rapporte pas les résultats qu'il aurait obtenus. C'est là une omission d'autant plus regrettable qu'elle laisse à expérimenter la solution mercurielle, dont l'usage pourrait bien n'être pas sans dangers.

Vers la même époque, Guillemin employa le sulfate de zinc ; plus tard, Strohl, le nitrate d'argent très étendu, l'eau blanche, des solutions très faibles d'iodure de fer et de sulfate de zinc; plus récemment, Aran, le perchlorure de fer étendu, la teinture d'iode, une solution légère de tannin; et Scanzoni, les sulfates de fer, de cuivre et de zinc. Enfin, dans ces derniers temps, Gantillon a eu recours à des solutions très concentrées de nitrate d'argent et de perchlorure de fer.

Il semblerait qu'après toutes ces épreuves on dût être renseigné sur les mérites ou les dangers de la méthode : il n'en est rien. Les tentatives ont été annoncées ; les résultats, ou omis ou à peine indiqués. Ce silence m'a laissé craindre que les accidents aient été beaucoup plus communs qu'on ne l'a dit, et m'a rendu, quand j'ai repris la question, d'une timidité peut-être excessive : je n'ai pas osé répéter ce qu'on disait avoir été fait. A quelle cause rapporter les accidents dont quelques-uns ont été signalés? à un choix malheureux du topique? à un manuel opératoire défectueux? à l'ignorance des contre-indications fournies par l'état de la malade? Ces questions demeurent encore sans réponses, et les premières expérimentations n'en ayant pas donné la solution, on ne doit plus attendre celle-ci que d'épreuves systématiques ultérieures.

Une discussion engagée sur ce sujet à l'Académie de médecine, en 1868, n'a pas fait avancer la question. Des impressions généralement défavorables ont été formulées, mais non motivées. Gosselin signale les injections utérines comme « une mauvaise méthode qui expose à des dangers sérieux. » Il ajoute que « la méthode doit être abandonnée comme ne donnant aucun résultat », assertion inacceptable *a priori*, et que les faits ont d'ailleurs mille fois réfutée. Ricord convient les avoir vantées autrefois : « l'expérience a modifié son opinion sur ce point ; depuis longtemps il les a abandonnées ». Depaul partage l'opinion de Gosselin : « il a expérimenté les injections intra-utérines et a dû y renoncer. »

En présence d'encouragements donnés un peu légèrement ou de proscriptions non motivées, basées, il est vrai, sur des accidents réels, mais non analysés, on conçoit que l'embarras soit grand. Je constate tous les jours celui des praticiens qui fréquentent mon dispensaire ; il me rappelle celui que j'éprouvai autrefois, lorsque je me décidai à recourir aux injections utérines dans des cas où elles me semblaient parfaitement indiquées, embarras qui m'a conduit, plutôt que d'expérimenter des formules qui m'inquiétaient, à me faire toute une classe de topiques dont il sera à peu près exclusivement question dans ce mémoire.

Je ne voudrais pas, cependant, abandonnant les injections liquides, paraître m'associer à la proscription en bloc dont elles ont été l'objet. Il n'est pas besoin de les avoir pratiquées longtemps pour avoir la preuve de leur très grande utilité dans les cas où elles ne sont pas employées comme une médication banale à toutes fins, mais où elles répondent à une indication bien définie. Des épreuves aujourd'hui nombreuses, celles notamment de Barnes et de Gallard, témoignent de l'innocuité générale de la méthode, lorsqu'elle est maniée avec prudence et discernement.

La crainte de voir le liquide passer par les trompes dans le péritoine n'est pas fondée, au moins lorsque l'injection n'est pas très copieuse, et que son reflux par le canal cervical n'est pas empêché.

Quelques-uns des accidents observés à la suite des injections utérines me paraissent imputables au manuel opératoire. Je considère comme pouvant offrir des dangers de ce chef toutes les opérations qui exigent l'application prolongée du spéculum. Lorsque le chirurgien aura les doigts trop courts pour se passer de cet instrument, il ne devra se servir que de celui de Récamier, le seul qui n'accroche jamais les parties.

Répudiant l'emploi de spéculum, je préfère comme canules à injection les cathéters rigides aux sondes molles. Outre que les sondes rigides peuvent être engagées sans quitter le doigt qui leur sert de conducteur, elles donnent à la main qui les soutient une notion bien plus exacte de leur cheminement.

Relativement au choix du topique, il est nécessaire, indépendamment de l'indication thérapeutique, de tenir compte de la tolérance de la muqueuse utérine pour certaines substances, de son intolérance pour d'autres. Telle solution, aisément acceptée par les surfaces buccale et pharyngienne, cause, injectée dans l'urèthre, des douleurs violentes, et réciproquement. L'utérus a nécessairement de ces susceptibilités électives ; mais leur histoire est toute à faire.

L'expérience des auteurs qui ont largement pratiqué les injections utérines liquides paraît établir seulement, au moins d'une manière générale, que la tolérance de l'utérus est plus grande qu'on ne l'avait soupçonnée.

Des contre-indications existent vraisemblablement du fait de la malade. Au premier rang de celles-ci, on admet le processus inflammatoire révélé par la fièvre. Cette contre-indication est-elle absolue ? Existe-t-elle pour tous les topiques ? En est-il d'autres ? Ce sont là des questions à résoudre, questions que ne soulève pas seulement la pratique des injections, mais toute manœuvre à exercer sur l'utérus.

En regard des craintes inspirées par l'emploi des topiques utérins liquides, il est curieux de voir l'audace de certaines tentatives : le raclage de l'utérus avec la curette, et l'abandon de crayons de nitrate d'argent dans sa cavité. Le danger de ces manœuvres n'est plus aujourd'hui contesté par personne. Au point de vue spéculatif, elles ont un autre tort également grave : celui de n'être pas suffisamment rationnelles et de ne répondre à aucune indication précise. Cependant elles n'ont pas toujours été suivies d'accidents très graves, et restent comme exemples de la tolérance utérine à opposer aux prétentions des auteurs qui la nient d'une façon trop absolue.

Je ne m'arrêterai pas aux crayons résineux présentés autrefois par Becquerel comme topiques intra-utérins : ils n'étaient ni topiques, étant parfaitement insolubles, ni intra-utérins, n'ayant jamais pénétré au delà de la cavité cervicale, où ils ne demeuraient même pas.

I

Quelques raisons qu'on eût de ne pas renoncer, sur un procès mal fait, à la pratique si rationnelle des injections liquides, on ne pouvait cependant tenir comme complètement négligeables les accidents qui avaient suivi leur emploi, et la douleur assez vive qu'elles provoquent généralement, alors même qu'elles sont inoffensives et qu'elles ont été bien faites. N'y avait-il pas lieu de chercher à atténuer au moins ce dernier inconvénient?

Partageant alors les scrupules de la masse des praticiens, je n'avais osé injecter d'abord que de l'eau iodurée iodée. Ces injections, absolument inoffensives quant à leurs suites éloignées, étaient cependant douloureuses, plus douloureuses que n'avait dit Vidal.

J'attribuai la douleur à ce que la substance active, abandonnée sur la muqueuse trop rapidement, agissait en trop grande quantité à la fois sur une surface très impressionnable ; et je me demandai si l'eau n'était pas un véhicule mal choisi, s'il n'y avait pas lieu de lui en substituer un autre qui se débarrassât moins vite de l'agent médicamenteux.

J'essayai d'abord le tannin mélangé à la paraffine : une partie de tannin pour neuf de paraffine pure. Je confectionnai ainsi des crayons grêles dont la mollesse était suffisante pour qu'on pût, avec une sonde à piston, les injecter dans la cavité de l'utérus.

J'ai signalé ailleurs les beaux résultats thérapeutiques obtenus de l'usage de ces injections pâteuses ; le point sur lequel j'ai à insister ici est leur innocuité et la suppression ou la presque suppression de la douleur consécutive à leur administration.

Les bons résultats obtenus, dans les catarrhes utérins, de l'injection de mes crayons de paraffine au tannin me conduisirent à essayer d'autres préparations du même ordre. Mais la difficulté de mélanger à la paraffine les sels métalliques et même les extraits végétaux me la fit abandonner, au moins comme type général de véhicule, et chercher ailleurs.

Les pommades devaient être d'une exécution plus facile. Abandonnant moins vite que l'eau les substances actives, elles occasionneraient moins de douleur ; les abandonnant plus vite que la paraffine, ne donneraient-elles pas des résultats thérapeutiques encore meilleurs ? L'expérience me donna manifestement tort sur le premier point; j'aurai à m'étendre plus loin sur les difficultés que soulève l'appréciation du second. Deux fois j'injectai une pommade iodée, une fois une pommade au tannin au dixième, une fois enfin, dans un cas où existaient des complications inflammatoires, une pommade à l'extrait de digitale au cinquième. Dans tous les cas, l'injection fut suivie de douleurs très vives, qui durèrent de vingt-quatre à quarante-huit heures, s'accompagnant d'un peu de fièvre et de météorisme. Bien qu'aucun accident n'ait suivi ces applications, les injections aqueuses me parurent manifestement préférables. Les phénomènes observés à la suite des injections de pommade ne devaient-ils pas être attribués à l'axonge ? Je penchais vers l'affirmative lorsque je publiai, en 1871, les résultats de mes premiers essais ; depuis, j'ai eu l'occasion de faire une injection d'axonge pure : elle fut très douloureuse, et la douleur persista plus de vingt-quatre heures. Les pommades me parurent donc devoir être définitivement condamnées.

Je cite incidemment les glycérolés, auxquels j'avais songé sur la foi des succès obtenus par M. Marion Sims de l'injection de la glycérine. J'essayai d'abord un glycérolé de tannin au dixième ; les douleurs furent atroces et durèrent très vives pendant douze heures ; je n'osai pas renouveler l'épreuve.

Ces diverses tentatives, les unes confirmant, les autres infirmant mes vues, établissent jusqu'à présent que, dans les injections utérines, la nature du véhicule n'est pas plus indifférente que celle du médicament, et qu'on ne saurait décider *a priori* lequel sera inoffensif, lequel doit être évité.

Mes tentatives d'incorporation à la paraffine de substances autres que le tannin étant restées infructueuses, l'expérience m'ayant conduit, d'autre part, à repousser l'usage des pommades et des cérats, je m'adressai au *savon*. Cette fois, le succès me parut ne rien laisser à désirer : contrairement à ce que j'avais d'abord supposé, l'utérus, qui accepte si mal les corps gras, tolère parfaitement le savon ; enfin, le savon est, directement ou au moyen de quelques artifices, miscible à presque tous les principes médicamenteux.

Je me suis appliqué, dès lors, à constituer une série de topiques renfermant les substances actives communément employées comme modificateurs locaux dans les affections des muqueuses. L'iodure de potassium, le chlorate de potasse, le sulfate de cuivre, qui, pendant la préparation, se change en carbonate, et l'acide phénique ont été employés jusqu'à ce jour.

Dans la note où je signalais mes premiers essais de topiques savonneux (1), j'indiquais m'être servi de savon de palme. J'avais été, sur ce point, induit en erreur : il s'agissait d'un savon blanc de toilette dans lequel l'huile de palme n'entrait que pour une faible part; j'emploie aujourd'hui tantôt le savon blanc de Marseille, tantôt le savon amygdalin. Un mélange de savon en copeaux et de solutions plus ou moins concentrées des substances actives était, après une macération d'un ou de plusieurs jours, porté sur un bain-marie à une température voisine de 40 degrés. Quand le mélange, fréquemment remué, était arrivé à une consistance convenable, je l'aspirais dans des tubes de verre d'un calibre à peine inférieur à celui de la sonde qui sert à faire les injections et d'une longueur de 12 ou 13 centimètres ; je l'y laissais refroidir ; après quoi je l'en chassais avec un mandrin, le recevant sur une feuille de verre où il séchait durant quelques heures avant d'être mis en flacon.

Aujourd'hui, M. Joïly confectionne par des procédés différents toute la série de mes topiques. Il est arrivé à obtenir des produits tout à fait uniformes : chaque crayon, de moins de 1 centimètre cube de volume, renfermant une dose bien déterminée du médicament.

---

1) *Gazette obstétricale*, 1878.

Je ne m'arrêterai pas ici sur ceux de mes topiques utérins auxquels manque encore la consécration d'épreuves cliniques suffisantes, — sels de zinc, de fer, chromates, sulfures, etc.; — mais il est une classe de ces topiques sur l'utilité de laquelle je dois insister : celle aux *savons d'alcaloïdes*.

Dans un mémoire sur les *Lésions de forme et de situation de l'utérus* (1871), où je signalais les bons effets de mes topiques paraffinés au tannin, j'exprimais l'espoir d'obtenir de bonnes préparations du mélange de la paraffine avec les extraits végétaux. Cet ordre d'essais ne m'ayant pas réussi, j'ai songé, une fois constatée la valeur du savon comme véhicule, à reprendre mes tentatives en employant, non plus les extraits, mais les *savons d'alcaloïdes*, autrefois introduits dans la thérapeutique par mon père, alors qu'il se proposait pour but l'administration par la méthode endermique des alcaloïdes à l'état d'oléates ou d'oléo-margarates.

Les alcaloïdes que je compte faire concourir à la préparation des topiques utérins sont : la *morphine*, qui pourra être utile dans la période avancée des affections cancéreuses ; la *conicine*, indiquée au début de ces affections, et, vraisemblablement, dans quelques cas de tumeurs bénignes ; la *digitaline*, que je considère comme le plus puissant des antiphlogistiques locaux, dans les cas d'états inflammatoires de l'utérus ou de ses annexes ; l'*aconitine*, dont l'emploi serait indiqué dans les mêmes circonstances ou dans des conditions très voisines. Dans ces derniers cas, toutefois, il y aurait lieu de rechercher s'il est nécessaire de recourir aux injections utérines ; depuis longtemps j'y emploie, avec de bons résultats, l'axonge ou la glycérine chargées d'extrait de digitale et portées au fond du vagin sur des tampons d'ouate.

Dans quelques dysménorrhées, l'*atropine* pourrait être passagèrement indiquée. C'est toutefois un médicament dont je ne serais partisan qu'après plus ample informé et sous réserves. Les préparations de belladone, comme celles d'opium, sont des stupéfiants locaux après l'usage desquels les réactions physiologiques sont assez amoindries pendant quelques jours pour qu'on ne puisse plus aussi facilement les éveiller par l'emploi de l'électricité. C'est là une mauvaise recommandation dans des affections où la faradisation rend à chaque instant les mêmes services, plus sûrement, plus promptement, et avec des effets plus durables.

Il est enfin un alcaloïde dont l'administration par la voie utérine pourra souvent offrir de grands avantages : je veux parler de la *quinine*. Chez nombre de sujets, il semble qu'on se trouve parfois en présence de phénomènes réflexes algiques ou convulsifs à point de départ utérin, offrant ou non une marche périodique. Je pense qu'il serait avantageux de confier alors l'absorption de la quinine à la muqueuse utérine. J'agirais de même lorsque, chez des malades offrant des accidents d'impaludisme, je me trouverais, du côté de l'appareil génital, en présence de phénomènes symptomatiques que n'expliquerait pas l'état physique de cet appareil (1)

Pour effectuer l'injection de mes topiques mous, j'ai fait faire chez M. Collin une sonde droite, tube cylindrique bien calibré, de 4 millimètres de diamètre intérieur, dans lequel se meut un piston à garniture du cuir. L'extrémité libre de la sonde porte deux anneaux ; la tête du piston en porte un troisième. Il est ainsi facile de faire l'injection avec la main qui a introduit la sonde et la maintient en place. Quant à l'extrémité qui doit pénétrer, elle est conique et forme filière ;

(1) Mes essais de crayons savonneux aux sels de quinine ne m'ont donné tout d'abord que des produits dont la consistance augmente trop rapidement pour constituer une préparation officinale satisfaisante. Cet inconvénient s'était déjà montré, quoique à un degré moindre, pour les savons au carbonate de cuivre. Il y aurait lieu de chercher, sans doute, par quelque addition hydro-carbonée au véhicule, à obtenir une pâte moins prompte à durcir.

Le même inconvénient peut être reproché aux topiques que, depuis la préparation de mes savons, Dumontpallier a obtenus du mélange du chlorure de zinc à une pâte farineuse.

En étendant de son poids de savon le type n° 2 (5 0/0) des savons de Morin au sublimé, on obtiendrait une bonne préparation, de nature à rendre, je crois, des services dans le traitement de la syphilis.

longue de 3 centimètres, elle se visse sur le corps cylindrique de la sonde. Pour faire l'injection, on introduit le topique soit par l'extrémité libre, en retirant le piston, soit par l'extrémité à engager, en dévissant la filière. On tasse ensuite la matière à injecter en poussant doucement le piston ; et l'instrument se trouve chargé, prêt pour l'usage.

Supposons maintenant le bec de la sonde dans l'utérus, ou dans le col en face de l'orifice cervical interne ; en poussant doucement le piston, l'injection pénétrera sans difficulté. Admettons, au contraire, que le bec butte contre un obstacle, qu'il soit engagé dans le col de manière à ne pas envoyer l'injection dans la cavité utérine. Dans ce cas, la matière de l'injection adhérera, non à la paroi cervicale mais à l'instrument ; et on sera averti de l'insuccès de l'opération par la masse savonneuse qu'on ramènera adhérente à l'extrémité de la sonde.

L'injection faite, j'introduisais autrefois, en face de l'orifice extérieur du col, un tampon d'ouate sèche, qui restait en place de quinze à vingt-quatre heures, mais que la malade pouvait retirer à volonté. Aujourd'hui, je m'abstiens souvent de ce tamponnement, le réservant pour les cas où la communication me paraît assez facile entre la cavité utérine et le vagin, pour laisser craindre la sortie de la matière de l'injection (1).

L'injection utérine est nécessairement précédée d'un cathétérisme, sur lequel on me permettra de m'arrêter, son exécution ayant une importance capitale et n'étant vraisemblablement pas étrangère à la plupart des accidents mis sur le compte de la méthode.

La lecture des ouvrages classiques de gynécologie pourrait

---

(1) Je suis revenu au tamponnement, le pratiquant non plus avec de l'ouate sèche, dont l'introduction exige l'emploi du speculum, mais avec un tampon sphérique, coiffé d'un cône d'une pommade appropriée (iodure de potassium, extrait de digitale, de Chardon-Marie, etc.), qu'on introduit en l'aplatissant de haut en bas entre les deux index.

laisser supposer que rien n'est plus facile que de pénétrer dans la cavité utérine. Or, ce n'est vrai, le plus souvent, que si l'on ne craint pas d'y pénétrer avec effraction. Dans la grande majorité des cas, on n'y entre que très lentement, et à la suite de tâtonnements qui doivent être exécutés avec la plus grande douceur; souvent aussi on n'y entre pas, si, comme on le doit, on s'arrête devant la nécessité d'employer la force. Il est enfin une condition, trop souvent perdue de vue, qui commande une grande réserve dans la prétention de pénétrer haut la main dans la cavité utérine : c'est la possibilité de l'oblitération complète de l'orifice cervical interne, signalée par Mayer, qui la considère comme normale chez les femmes âgées.

Courty admet comme la règle l'emploi du spéculum pour chercher l'orifice cervical extérieur, conseillant de le retirer seulement un peu pendant les manœuvres de progression du cathéter. Il insiste, en même temps, sur l'utilité des renseignements que fournira le cathétérisme pratiqué dans ces conditions sur la direction de l'utérus, sur les versions et sur les flexions. Je crois fâcheuses ces indications. D'abord, toutes les fois qu'on emploie un cathéter rigide, — et c'est le cas admis par l'auteur que je viens de citer, — il faut repousser l'emploi du spéculum et prendre comme guide l'index de la main qui a cherché le col et reconnu son orifice. La pulpe de ce doigt sent suffisamment l'orifice externe du col pour y conduire l'extrémité de l'instrument. Ensuite, le cathétérisme doit n'avoir, le plus souvent, rien à apprendre sur la situation de l'utérus : on doit la connaître avant de l'essayer; et je regarde comme la pire des habitudes celle de tenter une manœuvre quelconque sur l'utérus, fût-ce l'application du spéculum, sans avoir préalablement touché la femme debout. Ce n'est que par le toucher debout qu'on se renseigne sur les conditions qui permettent ensuite d'agir avec sécurité.

La situation de l'utérus et le calibre de l'orifice cervical externe une fois connus par le toucher debout, on mesure la longueur de la cavité avec un cathéter rigide gradué. Celui d'Huguier est le plus commode dans les cas d'antéversion et aussi dans ceux où l'utérus a conservé sa direction normale ; un cathéter droit est préférable dans les cas de rétroversion, que celle ci soit réelle ou qu'elle ne soit qu'apparente, occasionnée par une tumeur de la face postérieure.

Le diagnostic fait, on substituera à l'hystéromètre la sonde droite rigide qui porte l'injection. Les notions acquises, par le toucher d'abord, par le cathétérisme ensuite, sur la position de l'utérus, sur les inégalités de son développement, sur la direction du canal cervical, serviront à éviter les grosses erreurs de direction. Je dis les *grosses erreurs*, parce qu'une fois engagé, il faut savoir oublier en partie le trajet à parcourir et laisser conduire la sonde par les parties plutôt que la guider. Le précepte le plus général, celui de suivre le canal en appuyant sur sa paroi antérieure, ne doit être lui-même appliqué qu'avec réserve. Chez certaines catégories de malades, chez celles surtout qui nous occupent ici, le trajet normal est presque l'exception. Chez un même sujet, on trouve, suivant l'époque du mois ou suivant des influences accidentelles, un canal tantôt lisse et ferme, tantôt mou et tomenteux. On doit donc ériger en précepte que, dans le canal cervical le mieux connu, le cathétérisme doit se pratiquer avec les mêmes précautions que si le trajet de ce canal était inconnu. Il faut agir doucement et progresser lentement, soutenir la sonde plutôt que la pousser, s'arrêter avec elle, la suivre quand elle repart. C'est le canal qui conduit l'instrument; la main ne fait guère que percevoir les résistances, non pour les vaincre, mais pour attendre. Celles-ci sont moindres pendant l'expiration : on soutiendra donc plus mollement pendant l'inspiration. En résumé : ne pas pénétrer brillamment, mais attendre patiemment une pénétration spontanée.

Le siège de la patiente doit déborder assez le fauteuil pour que la main qui tient la sonde ait la plus grande liberté et la plus grande étendue d'action. Aucune sensation étrangère ne doit troubler la netteté de ses perceptions : le frôlement d'un pli de jupe peut devenir ainsi très gênant. Le même embarras peut être causé par le contact de la pulpe du doigt qui a guidé l'introduction, et qui, laissé en place, renseigne utilement sur le degré de progression de l'instrument. Dans ce cas, on retirera ce doigt, quitte à le replacer peu après, et on appliquera les deux mains à l'extrémité libre du cathéter pour tâter la voie : le tact est plus délicat et la douceur plus facile avec deux mains qu'avec une.

J'ai supposé jusqu'ici que l'opération ne présentait aucune difficulté autre que celles qu'on rencontre, à des degrés divers, dans tous les cas. Il peut en être autrement : l'orifice cervical interne est quelquefois infranchissable lorsqu'on s'interdit, — et ce doit être une règle absolue, — d'employer la force. Alors, lorsqu'on juge suffisante la pénétration de la sonde, et qu'on se croit en regard de l'orifice interne, on pousse l'injection. Si elle ne pénètre pas, on la ramène plaquée sur le bec de la sonde ; mais, le plus souvent, elle pénètre et fraye la voie aux injections suivantes. Depuis que j'ai essayé ce moyen de préparer le passage, j'ai en partie renoncé à la voltaïsation chimicaustique de l'orifice cervical interne. Plusieurs malades, chez lesquelles j'avais d'abord décidé de faire cette petite opération, ont pu l'éviter grâce à un commencement de dilatation par mes injections molles, permettant, au bout d'un petit nombre de séances, de faire pénétrer les instruments dans la cavité utérine.

Aussi n'ai-je plus que très exceptionnellement recours aux sondes molles, coniques ou coniques olivaires, que j'avais autrefois réservées pour quelques cas de cathétérisme difficile. Je rappellerai seulement ici que, dans les cas rares où l'on est conduit à se servir de cathéters autres que les tiges métalliques, c'est aux instruments de gomme un peu souples qu'il faut recourir : les bougies en baleine et celles de gomme avec un axe de plomb ne valent absolument rien.

II

La preuve rigoureuse de l'efficacité d'un moyen curatif appliqué au traitement de dystrophies chroniques ne peut être fournie qu'à la suite d'observations qui, dans les cas les plus favorables, ne seront suffisantes qu'après plusieurs années. Aussi ne ferai-je qu'indiquer en passant, parmi les affections justiciables de la médication intra-utérine, celles qui sont relativement peu communes, comme la *dysménorrhée membraneuse*, ou qui, très communes au contraire, comme les *leucorrhées*, sont encore mal définies. Manifestations des affections locales ou générales les plus diverses, les leucorrhées sont tellement dissemblables que, malgré la date déjà ancienne de mes premières recherches, je n'ai encore, à leur endroit, que des observations sur lesquelles il serait prématuré d'en essayer la classification.

Contre la *dysménorrhée membraneuse,* j'ai essayé d'abord le chlorate de potasse (5 centigrammes pour 1 gramme de savon), puis l'iodure de potassium (10 centigrammes pour 1 gramme). C'est l'iodure de potassium qui m'a le mieux réussi. Je n'ai rien à ajouter, sur ce point, aux résultats que j'annonçais, il y a deux ans, dans le mémoire cité plus haut : mêmes succès, relativement prompts ; mais résultats incomplets dans les cas où le traitement a été prématurément interrompu, c'est-à-dire dans ceux où il a été suspendu dès l'obtention d'une amélioration marquée.

Une difficulté d'un autre ordre ne me permettra pas de m'arrêter davantage sur les leucorrhées : celles-ci sont presque toujours, sinon toujours, symptomatiques de quelque lésion ou de quelque affection appréciable, et cèdent au traitement de la cause qui les a produites et les entretient. Aussi, malgré leur extrême fréquence, suis-je très pauvre en notes à leur sujet : depuis longtemps je ne les traite pas plus que les ulcérations du col de l'utérus, qui les accompagnent souvent; ulcérations et écoulements cèdent, sans qu'on ait à s'adresser directement à eux, lorsqu'on traite convenablement l'affection qui les tient sous sa dépendance.

C'est le traitement général qui doit jouer le principal rôle dans la guérison des leucorrhées et des ulcérations diathésiques. Celles-ci sont toutefois d'une importance locale plus considérable que celles liées à une affection utérine, en raison de l'abondance des écoulements, de l'étendue, de la profondeur et de la ténacité des ulcérations. Ici, les topiques interviennent utilement comme adjuvants, au moins au début de la cure. Je signalerai d'une manière générale les services rendus par le savon cuprique et les topiques sulfureux, sans insister toutefois sur les indications propres à chacun, indications qui ne peuvent ressortir que d'une étude clinique des sécrétions morbides de l'utérus, qui est toute à faire et demandera des années.

Je me contenterai de signaler les bons effets que j'ai retirés des injections de savon cuprique dans quelques cas d'état fongueux de la muqueuse utérine, dans ces cas antérieurement traités, avec infiniment plus de risques et moins de succès, par l'abrasion, par l'abandon dans l'utérus du nitrate d'argent solide, et même par la cautérisation actuelle.

Si la preuve clinique des faits thérapeutiques dont je viens de parler offre de notables difficultés en raison de la rareté relative des cas qui permettent de les biens observer, il est une affection extrêmement commune, bien plus commune qu'on ne le croit généralement, le *fibrome interstitiel*, à l'endroit de laquelle on peut arriver plus facilement à se faire des opinions bien assises. Parmi un nombre d'observations aujourd'hui considérable, j'en ai pu suivre quelques-unes assez longtemps pour que l'efficacité de la médication que je viens recommander ici me paraisse aujourd'hui incontestable.

L'inutilité des moyens employés jusqu'ici contre les fibromes interstitiels est, je crois, chose acquise. Je les rappellerai, cependant, en raison des indications qu'ils ont pu viser et qui subsistent. Ainsi, l'iodure de potassium est considéré comme un fondant, dont on a essayé l'action résolutive sur toutes les tumeurs; contre les fibromes, il a été donné à l'intérieur à toute dose, et cela sans succès. C'est encore à lui que je me suis adressé ; seulement, dans des conditions différentes.

Tous les hémostatiques ont été employés, non contre l'affection elle-même, mais contre le sympôme auquel elle emprunte sa principale gravité. Parmi ceux-ci, il en est un qui offre un intérêt particulier en raison de sa double visée, hémostatique et atrophique : c'est le seigle ergoté.

Donné à l'intérieur ou administré en injections hypodermiques, l'ergot est un hémostatique faible, mais un hémostatique utile sans doute contre quelques métrorrhagies médiocrement abondantes. Contre cet accident, je lui préfère toutefois la faradisation utérine, bien plus efficace contre les fortes hémorrhagies, et qui, si son action est moins soutenue, peut être impunément répétée autant qu'on veut.

Quant à la prétention d'amener la résorption des fibromes par l'injection interstitielle de préparations liquides d'ergot, elle est encore à justifier. Je ne voudrais pas la condamner sur les cas dont j'ai eu la relation superficielle, sans avoir été mis à même d'interpréter ces insuccès. On attribue à ce procédé quelques résultats heureux ; est-il sans inconvénients ? — C'est au temps à décider.

Reste la gastrotomie, opération que je suis loin de répudier, mais dont il me semble qu'on doit tendre à réduire de plus en plus les indications. Je crois que, dès aujourd'hui, on peut la réserver pour les cas de tumeurs fibro-cystiques ; peut-être même la cautérisation tubulaire permettra-t-elle d'attaquer utilement quelques-unes de celles-ci : je l'essaye en ce moment.

Parmi les médications récemment dirigées contre les fibromes, figurent divers procédés basés sur l'emploi de l'électricité. Je ne m'y arrêterai ici que pour les indiquer, ne me trouvant pas en mesure de porter actuellement sur eux un jugement suffisamment autorisé, et me réservant, d'ailleurs, de les expérimenter méthodiquement dans les cas où la méthode que je recommande aujourd'hui se trouverait inapplicable, dans les cas où la déformation de l'utérus ne permet plus d'y faire pénétrer les injections.

Je signalerai seulement comme inutile la faradisation de l'utérus, que j'ai essayée avec suite, il y a une vingtaine d'années. Excellent moyen hémostatique rapide, mais à action peu soutenue, on pourrait la croire capable d'agir sur la nutrition de la tumeur de façon à y déterminer un processus résolutif. C'est une illusion que j'ai eue pendant quelque temps : par l'application répétée de courants induits de moyenne tension, on obtient, en effet, avec un notable amendement des symptômes, une diminution de volume de la tumeur souvent très appréciable au toucher au bout de dix ou quinze jours ; mais, en persévérant, on ne fait plus aucun progrès sensible ; ce qu'on avait obtenu n'était qu'une résolution d'engorgements péri-utérins.

D'autres procédés ont été appliqués, en Italie et en Amérique, relevant de la voltaïsation continue, procédés dans lesquels des aiguilles implantées dans les tumeurs servaient d'électrodes. Le témoignage de Ciniselli, qui paraît l'avoir le premier appliquée, est favorable à cette méthode. Un point reste toutefois à élucider, sur lequel porteront mes premières recherches quand mes essais actuels m'auront conduit à un résultat brut : faut-il implanter les deux électrodes dans la tumeur ? Ne vaut-il pas mieux en implanter une seule ? Et laquelle ? C'est de l'aiguille négative que je me suis servi dans quelques opérations sur un utérus kystique et sur un utérus simplement fibreux, dans des tentatives trop récentes et trop peu multipliées pour qu'il me soit possible d'en juger actuellement la valeur au point de vue de la résolution.

Un autre procédé, préconisé par M. Chéron, repris depuis par M. Courty, aurait donné de beaux résultats. Il s'agit, non plus de faradisation ni de voltaïsation continue, mais de voltaïsation discontinue pratiquée à l'aide d'une électrode non pénétrante. Avant de répéter ces tentatives, il importerait d'en mieux définir les conditions physiques, afin d'être en mesure de faire la part de l'état permanent et celle de l'état variable, de l'excitation physique et du travail chimique.

Ce n'est qu'après ces études préparatoires que je compte reprendre la question de l'emploi de l'électricité dans le traitement des fibromes. Mais les vérifications cliniques pourront se faire attendre longtemps, car, la méthode des injections pâteuses me donnant d'une manière constante des résultats dont je suis satisfait, je ne compte recourir à la voltaïsation, continue d'abord, qu'en présence des cas, heureusement les plus rares, où mon procédé d'injection serait inapplicable.

Les médications endermiques ayant établi que l'action d'un médicament était bien plus marquée, sans être pour cela de nature différente, au niveau de son point d'application, — la pratique aujourd'hui si répandue des injections hypodermiques ayant rendu ce fait de la dernière évidence, — j'avais autrefois songé à reprendre l'iodure de potassium et l'iode, en les faisant absorber localement. Pour cela, je faisais tous les deux jours des injections d'eau iodurée iodée. Ces injections étaient douloureuses ; trop peu de malades s'y soumirent avec assez de persévérance pour me permettre d'observer des résultats probants.

Lorsque l'idée me vint de recourir aux injections pâteuses, j'en attendis mieux tout d'abord, pour des raisons que je crois devoir rappeler ici.

Avec les solutions aqueuses ou alcooliques, les effets à attendre de l'absorption n'étaient-ils pas contrariés par l'action topique de surface ? Et puis, l'absorption n'est-elle pas trop prompte ? l'action médicamenteuse trop passagère, s'adressant à des phénomènes morbides d'ordre nutritif, à un processus essentiellement chronique ? Je ne saurais ici donner tous les développements qu'elle comporte à cette dernière thèse, que je devais cependant indiquer, et qui emprunte un certain intérêt d'actualité à la faveur dont semble jouir aujourd'hui la tendance pharmaceutique toute contraire, en vertu de laquelle on s'attache à réaliser, pour tous les médicaments et en vue de tous les cas, les préparations les plus immédiatement solubles et absorbables. Je me demande si c'est là un progrès absolu ; si, dans le plus grand nombre des cas, notamment dans les affections d'ordre dystrophique, cette médicamentation aiguë s'adapte convenablement à un développement des phénomèmes pathologiques essentiellement chronique. Je ne crois pas que l'habitude d'administrer les médicaments à doses fractionnées, habitude que les travaux de M. Burggraeve et un remarquable mémoire de M. Luton contribueront à populariser, soit un correctif suffisant au défaut que j'attribue aux préparations trop rapidement absorbables. Enfin, j'admettais que si l'évolution régressive du fibrome pouvait être obtenue de l'action de l'iodure de potassium, la meilleure préparation serait celle qui mettrait vingt-quatre heures ou plus à déposer *loco dolenti*, dans une mesure sensiblement uniforme, 1 décigramme, par exemple, du médicament.

Voici maintenant des résumés de quelques-unes de mes observations. L'état de l'utérus a été dans toutes recherché par le toucher d'abord ; le cathétérisme intervenait ensuite, lorsque le toucher joint à la notion des symptômes ne faisait pas écarter la présomption de fibrome. A l'endroit du cathétérisme, il n'est pas inutile de rappeler que son emploi ne saurait dispenser des indications fournies par le toucher ; que la dilatation de l'utérus par les tumeurs interstitielles est presque constamment, mais non pas nécessairement toujours, excentrique ; qu'en même temps que l'infiltration interstitielle, il existe souvent des tumeurs sous-péritonéales ou sous-muqueuses ; que l'agrandissement de la cavité utérine à une époque éloignée d'une parturition est un bon signe de fibrome, surtout lorsque viennent s'y joindre les symptômes classiques et les signes fournis par le toucher, mais que son non-agrandissement ne saurait être un signe négatif lorsque, d'autre part, le toucher met l'existence de la lésion hors de doute. On me verra, ci-dessous, admettre implicitement que l'importance de la tumeur est en raison de l'agrandissement de la cavité utérine ; je ne voudrais pas qu'on pût en conclure que cette règle est pour moi sans exceptions ; seulement, celles-ci m'ont paru rares.

Obs. I. — Le premier cas que j'ai traité par les injections savonneuses est celui d'une dame de quarante-sept ans environ, que j'ai pu observer depuis plus de quatorze ans, et dont j'ai vu naître la tumeur. Cette malade a toujours été sujette aux métrorrhagies, avant même qu'une tumeur de la face postérieure de l'utérus, prise d'abord, en novembre 1866, pour le corps en rétroflexion, ait pu être reconnue. Le diagnostic ne fut porté qu'en août 1870. En avril 1875, la tumeur avait le volume d'une tête de fœtus à terme ; les accidents causés par la compression qu'elle exerçait et par les hémorrhagies avaient déterminé un ensemble symptomatique tout à fait inquiétant : rachialgies violentes avec irradiations dans le tronc et dans les membres, diarrhées cholériformes, anémie extrême. N'ayant pas touché la malade depuis quinze mois, il me fut impossible, dans un premier examen, de trouver vestige du col et de son orifice externe, bien que j'eusse cherché celui-ci là où je devais le trouver le lendemain en tâtant le terrain avec le bec mousse d'un cathéter. Je passe rapidement sur le traitement par les injections de savon ioduré qui furent faites à peu près régulièrement pendant quelques semaines, puis négligées.

En novembre 1875, la tumeur était réduite du tiers au moins de son volume ; l'orifice cervical se trouvait aisément alors au centre d'un petit mamelon qui représentait un commencement de reformation du col. Depuis ce jour, le traitement a été très négligé, la malade, toujours sujette aux hémorrhagies, ayant cru que les injections les favorisaient. J'avoue avoir partagé cette crainte jusqu'au jour où, relisant attentivement le journal de l'observation, je me suis trouvé conduit à ne voir que des coïncidences dans les quelques hémorrhagies qui avaient suivi des injections.

Vers la fin de 1879, règles et hémorrhagies avaient cessé depuis six mois. L'état de la tumeur était resté ce que je l'avais trouvé au précédent examen, remontant à quatre ans.

Obs. II. — Cinquante-quatre ans. Ne voit plus depuis dix mois. Venue à mon dispensaire ne pouvant plus marcher, tourmentée depuis trois semaines de coliques et de vomissements. Utérus fibreux, sphérique, énorme ; le col est réduit à un tubercule hémisphérique d'un centimètre au plus de saillie ; en le franchissant obliquement, la sonde tombe immédiatement dans une cavité de 7 centimètres de profondeur. Les injections iodurées sont commencées le 7 juillet 1877, puis reprises, tous les quatre ou cinq jours, du 17 juillet au 13 octobre. Le 13 octobre, au toucher debout, on sent un col normal; on ne sent plus le corps. Les injections sont réduites à une par semaine. Le 14 mars 1878, le toucher debout ne montre toujours rien d'anormal ; mais, la malade étant couchée, le toucher rectal permet de sentir une tumeur du volume d'un marron coupé en deux, au niveau de la partie inférieure du corps, tumeur qui se perd en haut en s'étalant en largeur.

Obs. III. — Quarante-trois ans. Cinq couches et cinq fausses couches. Amenée par des hémorrhagies incessantes à un degré avancé de marasme ; teint jaune-paille, cachectique. Cathétérisme : 12. Après 109 injections en vingt-deux mois : 10. Les hémorraghies, qui ont progressivement diminué de quantité, ne sont plus représentées, depuis bientôt un an, que par des règles très abondantes et longues.

Obs. IV. — Trente ans. Deux couches. Hémorrhagies. Cathétérisme : 8,3. Après un an de traitement assez régulièrement suivi, sans que le nombre des injections ait été noté : 5,8. Les hémorrhagies ont cessé depuis longtemps.

Obs. V. — 46 ans. 2 couches. Cathétérisme : 9. Après 82 injections en douze mois : 7,2.

Obs. VI. — 35 ans. 1 couche. Hémorrhagies. Cathétérisme : 9,5. Après 102 injections en dix mois : 7,6.

Obs. VII. — 25 ans. 2 couches. Hémorrhagies. Cathétérisme : 9. Après 76 injections en onze mois : 7,7.

Obs. VIII. — 49 ans. 3 couches. Cathétérisme : 9,5. Après 56 injections en six mois ; 8,4.

Obs. IX. — 42 ans. 2 couches. Cathétérisme : 9. Après 54 injections en neuf mois : 7,5.

Obs. X. — 30 ans. 1 couche. Cathétérisme : 8. Après 94 injections en treize mois : 6,6.

Obs. XI. — 29 ans. 2 couches. Cathétérisme : 8. Après 40 injections en deux ans : 7,3.

Obs. XII. — 35 ans. Nullipare. Cathétérisme : 8. Après 12 injections en trois mois : 7,3.

Obs. XIII. — 33 ans, 2 couches. Hémorrhagies. Cathétérisme : 9. Après 15 injections en deux mois : 8,3.

Obs. XIV. — 36 ans. 1 couche. Cathétérisme : 8,2, Après 86 injections en neuf mois : 7,2.

Obs. XV. — 36 ans. 1 couche. Cathétérisme : 7,5. Après 25 injections environ en quatre mois : 8,7. Le toucher indique une augmentation notable de volume et de consistance du col. Six semaines plus tard, après 6 injections seulement : 7,7

Les observations résumées qui précèdent répondent à un dixième environ des cas sur lesquels j'ai conservé des notes. Si un plus grand nombre n'y figure pas, cela tient à un déplacement de mon dispensaire ayant entraîné une interruption dans son service, et surtout à une circonstance qui déterminera toujours un écart assez considérable entre le nombre des traitements commencés et celui des observations dont on peut tirer des renseignements utilisables. C'est, alors que le traitement comporte nécessairement une longue durée, la rapidité avec laquelle sont amendés les symptômes subjectifs. Au bout de deux ou trois injections, la malade accuse presque constamment une amélioration marquée. Cette amélioration est telle qu'au bout de cinq ou six semaines, quelquefois plus tôt, on pourrait lui faire accepter un *exeat* qu'elle se donne elle-même le plus souvent.

Les algies réflexes lombo-abdominales, si elles n'ont pas disparu spontanément, cèdent alors très facilement à la révulsion faradique, alors que celle-ci n'avait produit antérieurement que des soulagements temporaires.

L'influence de ce traitement sur quelques cystites concomitantes s'est montrée quelquefois manifestement favorable, quelquefois nulle.

Lorsque les métrorrhagies sont le phénomène dominant, intermittentes ou continues, on les voit devenir plus rares et diminuer de quantité, non pas brusquement, mais progressivement et d'une façon assez régulière. Elles disparaissent au bout d'un temps qui varie entre trois et six mois. Je viens de faire, en vue des cas où l'hémorrhagie a une importance propre notable, des topiques où la digitale est ajoutée à l'iodure de potassium; les premiers essais leur sont favorables.

Lorsque le traitement est suffisamment prolongé, la dose générale de la menstruation tend souvent à diminuer; les règles subissent même quelquefois des retards.

Ce traitement exerce-t-il une influence sur la fécondité ? et quelle serait cette influence ? Il est clair qu'aucune grossesse n'est possible pendant le traitement. Il n'est pas douteux, d'autre part, que les conditions mécaniques de la fécondation et de la gestation ne soient rendues meilleures par la guérison d'une lésion qui les compromet toujours plus ou moins. Mais l'influence atrophique de l'iodure de potassium ne s'étendra-t-elle pas à l'ovaire, et ne compromettra-t-elle pas la fécondité ultérieure ? Je ne le crois pas; mais il ne sera pas inutile, pour décider ce point, de se fonder sur une statistique dont les éléments seront difficiles et longs à réunir.

Chez une asthmatique, chez laquelle aucun traitement autre que celui du fibrome n'était appliqué, les symptômes d'asthme se sont trouvés améliorés très sensiblement et d'une manière persistante. On sait que l'iodure de potassium compte des succès dans quelques cas de cette affection ; mais on l'emploie alors à une dose supérieure à celle donnée à cette malade : 1 décigramme tous les deux jours. C'est là un fait intéressant à joindre au dossier des médications par absorption très lente.

La douleur causée par les injections utérines d'iodure de potassium est quelquefois nulle, ordinairement très faible et de courte durée. Ce n'est que très accidentellement que j'ai fait de ces injections au domicile des malades ; toujours elles sont faites chez moi ou dans mon dispensaire, d'où les malades rentrent chez elles, ordinairement tout de suite, quelquefois après un repos de cinq minutes à un quart d'heure.

L'examen des résumés d'observations donnés plus haut montre que, d'une manière générale, le retrait de l'utérus est en raison du nombre des injections et de la régularité avec laquelle elles sont pratiquées. Les constatations du toucher concordent assez exactement avec celles du cathétérisme lorsqu'il s'agit de fibromes surtout interstitiels.

La dernière des observations rapportées plus haut nous montre le fait, assez curieux, d'une tumeur qui a éprouvé d'abord un accroissement notable pendant les deux premiers mois d'un traitement, avant de diminuer rapidement. Ce fait nous fournit l'occasion d'insister sur une condition qui ne permet pas de fonder uniquement le pronostic thérapeutique sur les signes physiques actuels. Abandonnées à elles-mêmes, les tumeurs fibreuses ont un accroissement tantôt rapide, tantôt très lent. Il est clair que, suivant qu'on aura à intervenir dans l'un ou l'autre cas, à une période récente ou avancée du développement de la tumeur, les résultats devront offrir, sinon une modalité autre, du moins une marche différente. L'observation à l'occasion de laquelle se présentent ces remarques est la seule de ce genre que je possède.

En présence de tout phénomène thérapeutique, on a à se poser cette question : Que fût-il advenu si l'on n'avait rien fait ? Ici, le nombre et la concordance des résultats, la rapidité avec laquelle sont amendés la plupart des symptômes, ne permettent pas de douter qu'on soit intervenu utilement.

On a prétendu toutefois que les fibromes étaient capables de résolution spontanée, notamment vers l'époque de la ménopause. Que faut-il penser de cette assertion ? Est-ce une opinion motivée sur des observations bien faites ? Ne serait-ce pas plutôt une défaite, comme celle de la guérison des déviations utérines par la grossesse, ayant pour but de faire accepter l'inaction ? — Je n'ai rien vu encore qui m'autorise à me rallier à cette opinion ; mais j'espère que les observations incomplètes, dont je n'ai pu tirer parti au point de vue thérapeutique, me fourniront, avec le temps, les éléments d'une solution de ce point de pathologie, basée sur des faits attentivement suivis.

DISSOLUTION ET RÉSOLUTION DES TUMEURS (1)

Avant d'employer la voltaïsation à chauffer des cautères, avant de cautériser chimiquement avec les produits de l'électrolyse, on avait songé à utiliser l'électrolyse elle-même à la résolution des tumeurs (Crusell). On avait pu se demander si l'électrolyse ne décomposerait pas des tissus (morbides plutôt que sains?) en des éléments gazeux et liquides qui seraient mis en liberté ou résorbés ; le pouvoir analytique du courant voltaïque une fois constaté, cette application devait venir à l'idée.

Mais cette électrolyse s'exerça d'abord sur les matériaux les plus aisément décomposables, sur les liquides et sur les sels en dissolution ; *a priori*, les éléments figurés ont grande chance d'y échapper. Puis, les liquides décomposés ne se résolvent pas en gaz et en liquides inertes et absorbables ; ils représentent des solutions salines d'où l'électrolyse sépare les réactifs énergiques que nous avons vus utilisés secondairement en chimicaustie.

Les tissus figurés ne peuvent-ils donc être atteints par l'électrolyse en dehors des points de contact des électrodes ? Et comment le seraient-ils ? — J'avais, en 1861, prenant pour réactifs les nerfs de la gustation, montré que le siège des actions chimiques n'était pas limité à la surface de contact des électrodes, mais que des effets sensibles s'étendaient dans un certain rayon au-dessous de cette surface ; la nature de ces effets, identiques à l'intensité près à ceux

(1) Leçons d'Electrothérapie. *Presse médicale*, 8 décembre 1894.

observables sous les électrodes, indiquait que là encore il s'agissait d'actions secondaires, insuffisantes, d'ailleurs, pour déterminer la nécrose de tissus solides ou un processus équivalent.

La preuve directe de l'action électrolytique sur le trajet du courant a été fournie, en 1889, par M. G. Weiss, expérimentant sur le tissu musculaire. Il constata qu'après avoir été soumise à un courant continu, suffisamment intense et suffisamment prolongé, une patte de grenouille avait perdu d'une façon durable sa contractilité. Cette action est chimique et secondaire, car un courant de sens contraire au premier rétablit la contractilité si l'on intervient rapidement. Enfin, l'examen microscopique a permis à M. Weiss de constater la nature histologique des altérations ainsi déterminées : « Sur la coupe en travers, on voit les fibres musculaires très inégales comme forme et comme volume; au lieu d'être presque accolées les unes aux autres, comme sur le muscle normal, elles sont séparées, le tissu conjonctif interfasciculaire ayant pris un grand développement. Sur les coupes longitudinales, d'abord la striation transversale des muscles disparaît et ils deviennent un peu plus transparents; puis le muscle se fragmente de plus en plus jusqu'à être réduit en granulations. Son enveloppe ou sarcolemme semble résister plus longtemps. On retrouve aussi, dans les préparations, des fibres bien plus fines que les autres et admirablement striées; je ne sais encore d'où elles viennent; peut-être se sont-elles formées depuis la dernière séance d'électrolyse (1). »

Nous avons vu, dans un précédent article (2), tenter la coagulation du sang dans les tumeurs anévrismales par les

---

(1) G. Weiss — Expériences sur l'électrolyse des muscles, *Revue générale des sciences pures appliquées*, février 1890.

(2) Leçons d'Electrothérapie. Coagulation. Cure des anévrismes et des varices. *Presse médicale*, 6 octobre 1894.

produits secondaires de l'électrolyse de ce liquide. Si des objections ont pu être faites à la simplicité des explications données des faits observés, le fait de l'électrolyse n'en existe pas moins, et il était légitime de se proposer le problème inverse : alcaliniser les milieux où se trouvent des exsudats pathologiques albumineux pour dissoudre ceux-ci. C'est ce que j'ai tenté, en 1863, sur les taches de la cornée, et, plus tard, sur des cristallins cataractés, avec des résultats au moins encourageants. Faisant des applications négatives sur les paupières fermées et protégées par une rondelle d'agaric humide, j'ai fermé le circuit d'abord sur la tempe voisine ou sur la nuque, puis, pour mieux isoler les effets polaires, dans la main du même côté ou du côté opposé.

Dans les taches de la cornée, j'ai obtenu des résultats constamment satisfaisants ; dans la cataracte, une fois une amélioration rapide chez une malade que je perdis bientôt de vue, — c'était au cours d'un voyage, — une autre fois, malgré un traitement longtemps continué, un résultat complètement nul. Il s'agissait, dans le premier cas, d'une cataracte spontanée ; dans le second, d'une cataracte traumatique ; les deux sujets étaient encore jeunes. Quant aux taches de la cornée que j'ai traitées, toutes se sont présentées chez des sujets scrofuleux.

Je note ces circonstances parce que je crois que les indications et contre-indications devront être cherchées dans des données cliniques ou anatomo-pathologiques qui nous font encore défaut. Il s'agit là de lésions étudiées au point de vue histologique, non au point de vue chimique. Avant de sortir des tâtonnements thérapeutiques pour procéder avec des vues définies sur les chances d'atteindre le but poursuivi, il est nécessaire que la chimie des composés protéïques soit plus avancée, et que l'anatomie ait bénéficié de ses progrès. Tout pourrait-il se réduire à une dissolution d'albumine dans un milieu alcalin ? L'expérience directe, dont l'institution a été préparée par les travaux de Béchamp, n'a pas encore répondu, et les épreuves cliniques laissent subsister des doutes sur la nature des résultats quelquefois obtenus.

Avant mes essais de dissolution par alcalinisation du milieu, on avait, en effet, déjà tenté, et souvent avec succès, la dissolution des exsudats qui nous occupent par des applications électriques dans lesquelles l'action chimique d'un dissolvant alcalin ne pouvait expliquer le résultat obtenu. Sans parler des succès d'Isigiio de Corfou (1844) contre les taches de la cornée traitées par des « applications galvaniques » dont je n'ai pas trouvé la forme indiquée dans les auteurs qui les ont rappelées. Quadri, Wilbrand, Turck, Philipeaux, avaient, de 1848 à 1861, attaqué les taches de la cornée par des courants incapables d'une action chimique, et dans des conditions exclusives de la permanence d'action.

Force nous est donc d'admettre que, sur ce terrain, il ne s'agit pas seulement de dissolutions indépendantes de la vie, et que la part de l'intervention chimique (chirurgicale) s'y confond largement avec des réactions physiologiques, qui sont du domaine médical.

Nous voyons jusqu'ici que les processus nutritifs peuvent être atteints directement, chirurgicalement en quelque sorte, par la constitution, autour des points d'application des électrodes, d'une atmosphère acide d'une part, d'une atmosphère alcaline de l'autre, qui constituent à la matière vivante des milieux d'évolution différents l'un de l'autre et différents du milieu normal. C'est par des actions polaires distinctes, et non traumatiques, actions d'ailleurs faciles à réaliser, que le rôle des polarisations et dépolarisations dans lesquelles se résume cet ordre d'influence pourra finir par être convenablement apprécié.

Poussant plus loin l'intensité de l'action voltaïque, ou négligeant les précautions usitées pour l'empêcher de se compliquer d'un traumatisme, on a des cautérisations. Ces cautérisations ont pour effet la formation d'escharres dont l'élimination représente le travail physiologique d'un exutoire. Or, de tout temps, on s'est servi de caustiques pour créer des exutoires dont l'influence sur l'évolution régressive de tumeurs sous-jacentes ou voisines s'est souvent montrée manifeste, quelquefois considérable. Avant de se prononcer sur le mécanisme des effets de la chimicaustie, on devra donc les analyser dans des épreuves comparatives où l'on aura réalisé, d'une part, l'action électrique sans cautérisation, de l'autre, la cautérisation sans électrisation. Alors seulement on pourra rattacher les effets à leur cause et mieux les prévoir.

Il est une catégorie de tumeurs bénignes, extrêmement communes, les tumeurs fibreuses de l'utérus, qui semblerait devoir se prêter assez bien à ces études comparatives. La faveur méritée dont a joui un procédé « massif » — qui restera peut être le meilleur, — a éloigné de l'étude raisonnée que comporterait la question. Aujourd'hui, nous savons que la *voltaïsation caustique* — le procédé massif auquel nous venons de faire allusion — exerce, dans la plupart des cas, une action résolutive appréciable, quelquefois très notable, sans que la valeur comparative des polarités y ait encore été établie ; et que la voltaïsation non caustique donne aussi des effets résolutifs ; enfin, nous ignorons — et ignorerons sans doute longtemps encore — ce que donnerait la cautérisation potentielle ordinaire indépendante de l'action électrique, qui n'a pas été expérimentée à ce point de vue. L'accumulation des documents empiriques que nous possédons sur ce point de clinique est toutefois suffisante pour mériter un examen à part que nous aborderons prochainement. Il nous suffit actuellement de constater que les faits thérapeutiques acquis n'ont pas jeté de jour sur la question théorique soulevée plus haut.

Nous avons tenu compte jusqu'ici des actions unipolaires, — coagulantes ou fluidifiantes, selon une théorie électrochimique dont on a peut-être poussé trop loin les conséquences cliniques, — actions unipolaires traumatiques ou non traumatiques, suivant qu'on les laisse se compliquer de cautérisations ou qu'on évite celles-ci. Il y a lieu maintenant de tenir compte des effets possibles du conflit des deux polarités sur un terrain étroit.

Ce conflit se trouve très nettement réalisé dans les opérations où Ciniselli implante les deux électrodes dans un noyau fibreux utérin. Ne l'est-il pas, plus qu'il ne conviendrait à la vérification d'un point de théorie, dans les épreuves où nous fermons le circuit voltaïque dans l'utérus et sur l'abdomen? On peut se demander encore s'il n'y a pas mélange des actions polaires dans les voltaïsations de Giraud-Teulon dirigées, avec succès d'ailleurs, contre les opacités du corps vitré. Un pôle, le positif, étant appliqué sur le globe oculaire protégé, le circuit était fermé sur la tempe ou sur la nuque, c'est-à-dire sur une partie assez voisine pour que les sphères d'activité des deux pôles pussent se pénétrer. Si j'avais eu à traiter les cas de Giraud-Teulon, la théorie m'eût conduit à appliquer sur l'œil le pôle négatif, pôle dissolvant, et à fermer le circuit le plus loin possible, c'est-à-dire dans la main ; mais, en présence des succès de Giraud-Teulon, la conception d'une dissolution chimique se trouve bien ébranlée : la part des réactions physiologiques ne serait-elle pas, ici encore, prédominante ou exclusive ?

La théorie chimique des actions polaires doit donc être soumise à une critique expérimentale à reprendre, dans les conditions indiquées plus haut, c'est-à-dire avec et sans traumatisme chimique. On devra encore étudier, surtout sans traumatisme chimique, les effets volontairement provoqués du conflit des réactions sur un même terrain ; l'application des courants sinusoïdaux de d'Arsonval y apportera vraisemblablement un précieux élément de contrôle des interprétations que suscitera l'observation.

LA VOLTAÏSATION UTÉRINE

CHIMICAUSTIE ET ÉLECTROLYSE

DANS LE TRAITEMENT DES FIBROMES (1)

Depuis que l'emploi de l'électricité a pris rang dans la thérapeutique, on a vu émettre de temps en temps la prétention de l'appliquer à la cure de quelques tumeurs. Tous les procédés d'application y ont été essayés ; tous ont été vantés comme efficaces, dans quelques cas au moins. On a même, à ce propos, donné l'*électricité* comme agent curatif dans des cas où son intervention était d'ordre purement chirurgical, où elle agissait comme le feu ou l'instrument tranchant. Il y a là un abus de langage qu'il suffit de signaler. C'est de la *guérison* par *résolution* qu'il s'agira exclusivement ici, quel que soit, d'ailleurs, le mécanisme prochain de cette résolution.

I. — Conditions physiques du problème. — La notion des effets analytiques, — électrolytiques, — du courant voltaïque avait fait naître l'espoir de *résoudre* certaines tumeurs. La transformation d'énergie qui opère la dissociation des composés minéraux n'agirait-elle pas de la même façon sur

(1) *Revue générale des Sciences pures et appliquées*, novembre 1894.

la matière organique ou même organisée? Et, dans ce dernier cas, ne serait-il pas permis d'en attendre, sans même aller jusqu'à la destruction, quelques-unes de ces réactions heureuses dont nous faisons honneur à la *nature médicatrice*?

A priori, c'était au moins à voir. Mais, à l'épreuve, la chose ne se montra pas si simple qu'on aurait pu l'espérer.

Avant d'examiner ce qu'a donné la clinique et de chercher à interpréter quelques-uns des résultats fournis par elle, voyons ce que donne l'épreuve de la voltaïsation dans des conditions relativement simples.

Soumettant des tissus organisés à l'action d'un courant voltaïque continu d'une énergie suffisante, on ne tarde pas à voir des phénomènes de destruction du tissu — des escharres — se produire au niveau des points d'application des électrodes. L'auteur qui, le premier, fit nettement cette observation et donna l'explication du phénomène, n'alla pas tout d'abord au delà. Il y puisa les indications d'une méthode de cautérisation qui devait être l'une des belles conquêtes chirurgicales de notre époque, méthode qu'il appela *Galvanocaustique chimique* (1), nom auquel j'ai proposé de substituer, pour mettre fin à de trop fréquentes équivoques, celui de *Chimicaustie voltaïque* (2).

La *chimicaustie voltaïque* est une cautérisation potentielle, secondaire, exercée par l'apparition, en des points voulus, — les points d'application des électrodes, — des produits de l'électrolyse des *liquides* organiques compris dans le circuit extérieur de l'électromoteur voltaïque. Elle résulte du concours de deux opérations, successives quoique contemporaines dans l'action apparente : une *analyse* (électrolyse) et une *synthèse* (cautérisation), la cautérisation étant, dans les

(1) L. CINISELLI, de Crémone. Lettre adressée à la Société de Chirurgie de Paris, — et *Dell'azione chimica dell'Elettrico sopra i tessuti organici viventi e delle sue applicazioni alla terapeutica*, Crémone, 1862.

(2) A. TRIPIER, *Electrologie médicale*, 3e édit., 1885.

conditions où l'on cherche à la produire, inséparable de l'électrolyse préliminaire.

En dehors des points d'application des électrodes, rien ne s'observe, dans l'électrolyte vivant, qu'un état de contraction musculaire incomplète, du mécanisme duquel nous proposons une explication qu'on trouvera plus loin, et qui est connue, depuis Remak, sous le nom d'*état galvanotonique.*

On ne peut cependant admettre la complète neutralité de la zone intermédiaire aux points d'application des électrodes. Grothus a expliqué l'apparition, en ces seuls points, des produits de l'électrolyse en admettant que l'action chimique se produisait sur toute la masse comme sur ses extrémités, et que, si elle n'y était pas apparente, cela devait être attribué à une incessante recomposition, molécule à molécule, des éléments dissociés.

Ne pouvait-on, chez l'être vivant, recourir à quelque réaction biologique pour mettre en évidence la non-neutralité de cette zone intermédiaire ?

Je l'essayai, en utilisant les sensations gustatives (1). Celles-ci s'étendent à une notable profondeur au-dessous des surfaces où l'électrolyse se manifeste. La nature et la variété des sensations y accusent nettement un effet chimique, établissant que cette zone intermédiaire n'est pas neutre pendant le passage du courant, et que les réactions dont elle devient le siège sont les mêmes que celles observées sous les électrodes.

L'expérience, enfin, a été réalisée dans des conditions générales tout à fait décisives par G. Weiss (2) : il a d'abord constaté qu'une patte de grenouille soumise à une voltaïsation suffisante perd sa contractilité, mais que celle-ci peut lui être rendue par une voltaïsation de sens inverse, tandis que la

(1) A. Tripier. *Manuel d'Electrothérapie*, 1861.

(2) G. Weiss. Expériences sur l'électrolyse des muscles. *Revue générale des Sciences*, février 1890.

perte est définitive si cette inversion de courant est trop tardive ou si l'action primitive a été trop énergique ; il a constaté encore dans le tissu musculaire les lésions nécrosiques produites par l'opération bien au delà des points d'application du courant.

Si donc l'électrolyse ne se manifeste que sous les électrodes, et ne s'y manifeste que par des effets secondaires, elle n'en intéresse pas moins, et de la même façon, la zone intermédiaire : les nécroses observées par Weiss sont, au degré près, comme les escharres, des affections secondaires.

Ainsi se trouve ruiné l'espoir médical d'électrolyser les tissus sans passer par les liquides. C'est par d'autres mécanismes, par des mécanismes physiologiques, que la sollicitation électrolytique aura chance de devenir un agent résolutif.

II. — Tentatives et procédés thérapeutiques. — La clinique n'a pas attendu que la théorie fût en mesure de la guider ou d'expliquer ses acquisitions. Fermant des circuits voltaïques, — avec ou sans les précautions destinées à éviter la chimicaustie, — sur des tumeurs ganglionnaires, sur des collections séreuses, etc., on avait quelquefois vu celles-ci se résorber, et l'on avait fait honneur du résultat à l'*électrolyse.*

Non, répondais-je (1), car l'effet produit était hors de proportion avec la quantité du courant ; car il n'était pas contemporain de son passage ; car, enfin, les mêmes effets s'obtenaient aussi de l'application de courants incapables d'actions électrolytiques, notamment de courants faradiques alternatifs. La résolution ne pouvait donc s'expliquer par une simple électrolyse, mais devait être attribuée à des réactions circulatoires provoquées par la voltaïsation.

Des tentatives générales confuses de résolution voltaïque,

---

(1) *Manuel d'Electrothérapie,* 1861.

dont aucune ne donna assez pour être poursuivie, se produisirent de loin en loin, à partir de 1820 environ. Les plus tenaces, — on ne saurait les caractériser autrement, — furent celles de Crusell, de Saint-Pétersbourg (1841-48).

Avec Ciniselli (1860), on entre dans l'ère des notions précises : le travail fourni par l'électromoteur se retrouve sous forme de décomposition chimique dont il utilise les produits comme caustiques. Si nous rappelons cette méthode chirurgicale, c'est surtout pour signaler la gêne que ses effets peuvent apporter dans l'appréciation d'effets d'un autre ordre, dont Ciniselli n'eut pas tout d'abord à tenir compte, et de la complication que les réactions secondaires qu'il nous a appris à utiliser pourra apporter dans l'interprétation de quelques résultats thérapeutiques.

Comptait-il sur l'électrolyse, ou sur l'action éloignée de l'exutoire à demeure que créait la chimicaustie, lorsqu'il s'attaqua aux tumeurs solides que représentent les noyaux fibreux de l'utérus? Quoi qu'il en soit, il implanta, dans ceux qui se montraient accessibles, deux aiguilles représentant les électrodes d'un courant voltaïque continu (1). Le titre de ses dernières publications et de celles d'Omboni indique que, s'il se préoccupait du résultat thérapeutique indépendamment de l'explication qu'il comportait, il n'écartait pas l'*électrolyse*, — car il connaissait le sens exact du mot.

De Ciniselli date la phase pratique, quoique toujours empirique, de la voltaïsation chirurgicale. Pour dissimuler un plagiat, un célèbre chirurgien avait débaptisé la *galvanocaustique* de Ciniselli, et l'avait nommée *électrolyse ;* la fortune du plagiaire fit celle du mot, qui fut adopté par tous les chirurgiens pour désigner la chimicaustie, envisagée seule ou concurremment avec l'électrolyse.

---

(1) L. Ciniselli. in *Galvani* 1875. — Omboni. *Contribuzione alla cura dei tumori colla elettrolisi,* 1877. — Ciniselli. *L'Elettrolisi e le sue applicazioni terapeutiche,* 1880 (*posthume*).

Nos essais et les expériences de Weiss ont montré, sinon les effets physiologiques, du moins le champ d'action de celle-ci. Ce n'est pas d'elle, cependant, mais de la chimicaustie qu'il sera question dans l'histoire des tentatives auxquelles a donné lieu le traitement voltaïque de toutes les tumeurs, notamment d'une espèce pathologique sur laquelle se sont, depuis quelques années, plus particulièrement multipliées les tentatives, à savoir : les *fibromes utérins*.

Jusqu'ici, les tumeurs dont l'électricité — sous diverses formes — avait favorisé la résolution, appartenaient toutes aux espèces qu'on avait vues capables de résolution spontanée, ou de guérison sous l'influence d'actions médicamenteuses ou des réactions physiologiques qu'entraînent certains modificateurs physiques compris sous la dénomination élastique de *révulsifs*.

Dans quelle mesure pouvaient être présumées favorables à l'épreuve les hyperplasies fibreuses de l'utérus, soit qu'elles se montrassent diffuses, soit qu'elles se présentassent sous forme de marrons blancs et nacrés ? Ces tumeurs si communes, bénignes, dont les dangers sont indirects, tumeurs capables d'un développement qu'on pourrait croire illimité, sont-elles capables de résolution spontanée, de résolution sous des influences médicamenteuses, de résolution sous l'influence des réactions physiologiques provoquées par l'intervention d'agents physiques ?

Les fibromes peuvent-ils guérir par résolution spontanée ?

On l'a dit, et c'est une croyance très répandue : il y a quelques années on rencontrait encore nombre de femmes à qui cette résolution spontanée avait été promise « pour l'époque de la ménopause ». Depuis vingt-cinq ans que mon attention s'est portée sur ce point, je ne suis pas sûr d'avoir rencontré de régression spontanée ; deux cas seulement m'ont laissé des doutes. Ce qui est exact, c'est que la faculté d'accroissement, ou de poussée, après un temps d'arrêt ou de régression provoquée, s'éteint *généralement* avec l'âge : les rechutes après guérison incomplète, communes chez les jeunes femmes, deviennent rares après 45 ou 50 ans. Sans nier la régression spontanée, mais me fondant surtout pour l'admettre sur la possibilité des résolutions provoquées, je la crois au moins extrêmement rare.

Au premier rang des agents de résolution des tumeurs bénignes, on a compté pendant longtemps les *révulsifs*, et plus spécialement les *exutoires à demeure*. Il est bien difficile de les juger, aujourd'hui que la mode en a passé.

Actuellement, il semblerait qu'on dût pouvoir se faire une opinion approchée de cette influence des exutoires par les effets du cautère actuel, très en vogue pendant une trentaine d'années, et auquel on n'a pas encore tout à fait renoncé. Nous ne sachons pas, toutefois, qu'on ait vu, sous cette influence, se résoudre des fibromes ; est-ce parce que l'attention n'avait pas été appelée sur ce point ?

Parmi les agents médicamenteux, le plus connu, encore très employé, est l'ergot de seigle. Sans valeur à l'intérieur, il est quelquefois, sous forme d'injection hypodermique, un expédient utile contre quelques épisodes hémorrhagiques. Il n'a, toutefois, pas été au delà, et personne ne songe plus à l'envisager comme agent curatif.

L'iodure de potassium ne pouvait manquer d'être essayé. Il était, administré à l'intérieur, tombé dans un discrédit complet, lorsque je tentai de le faire absorber localement, lentement, avec des résultats dont j'ai été tout d'abord, et suis encore fort satisfait (1). Ce n'est pas ici le lieu de m'arrêter sur cette médication : je ne la rappelle que pour établir la possibilité de la régression sous l'influence d'agents médicamenteux.

---

(1) A. Tripier. *Gazette obstétricale*, 1878. — *Bulletin de thérapeutique médico-chirurgicale*, 1880. — *Leçons cliniques sur les maladies de femmes*, 1883.

Nous ne sommes, en résumé, convenablement édifiés ni sur l'influence possible des exutoires à demeure, ni sur la valeur des traitements généraux, hygiéniques ou médicamenteux : et, à part le traitement par absorption locale lente d'iodure de potassium, qui, du moins, établit la possibilité de la régression, les essais antérieurs ne sont à retenir que pour faire la part qu'il serait permis plus tard de leur attribuer dans la discussion des résultats obtenus ou à obtenir dans quelque autre voie.

La possibilité de la régression étant admise, il devenait intéressant d'y essayer la voltaïsation, et les premiers essais justifièrent la tentative. Ciniselli (1), avec des aiguilles électrodiques implantées, par le vagin, dans des noyaux fibreux, obtint, d'un petit nombre de séances d'une voltaïsation médiocrement énergique, des résultats rapides et complets. La question thérapeutique peut donc être considérée comme jugée en principe. Il reste à étudier et comparer les procédés, en vue de choisir entre eux.

Vers la même époque, Cuttler, de New-York, attaqua les fibromes utérins de volume quelconque, nodulaires ou diffus, par la chimicaustie avec aiguilles pénétrant dans le tissu utérin à travers la paroi abdominale. Ce procédé hardi, plus offensif peut-être qu'il n'était nécessaire, donna quelques résultats favorables, mais aussi des accidents graves en trop grand nombre ; il est aujourd'hui justement abandonné, mais plaide toutefois en faveur de *la méthode.*

Avec Aimé Martin commencent les procédés inoffensifs, mais peut-être moins actifs (2). Le tissu utérin est assez conducteur pour qu'il ne soit pas nécessaire, voulant le faire traverser par un courant, de recourir à des électrodes péné-

(1) In *Galvani* et *loc. cit.* — OMBONI, *id.*

(2) AIMÉ MARTIN. Des fibro-myomes utérins et de leur traitement par l'action électro-atrophique des courants continus. *Annales de Gynécologie*, 1879.

trantes ; aussi, Aimé Martin se contenta-t-il des électrodes mousses que j'employais pour la faradisation, fermant aussi le circuit sur l'abdomen. Il prétendait encore s'éloigner de la pratique de ses prédécesseurs en faisant de l'électrolyse sans chimicaustie ; mais, ayant mal compris la théorie de la chimicaustie, il employa, pour l'éviter, le moyen le plus propre à la rendre inévitable : une électrode inattaquable, en platine. C'est l'électrode positive qu'il engageait dans le col utérin. Les ampèremètres n'étant pas alors en usage dans le matériel électro-médical, il est difficile de se rendre compte des intensités qu'il employait ; son circuit était fermé sur l'abdomen par une trop petite surface ; ses intensités étaient faibles. Il obtint ainsi, dans des séances nombreuses il est vrai, un ensemble de résultats sinon brillant, du moins fort encourageant.

Dans mes *Leçons cliniques* (1883), l'examen des tentatives électrothérapiques dirigées ou à diriger contre les fibromes utérins me conduisait à conclure contre la faradisation, qui y avait été accidentellement appliquée, et à écarter, au moins provisoirement, le procédé des renversements de courants de Chéron, qui ne me paraissait pas avoir fait ses preuves, et comporterait, le jour où il les aurait faites, des difficultés d'interprétation dont il était préférable de préparer la solution par l'étude préalable d'un procédé plus simple, mieux défini, et dont les promesses faisaient bien augurer. Je donnais, en somme, la préférence au procédé d'Aimé Martin, inclinant cependant vers l'orientation inverse, à moins qu'on évitât la chimicaustie positive en prenant les précautions habituelles ; et fermant plus largement le circuit à l'aide de grandes plaques d'étain garnies d'éponge. Quant à la chimicaustie négative, — que j'avais antérieurement souvent employée pour calibrer le canal cervical, — je l'acceptais d'autant plus volontiers que je ne redoutais pas, bien au contraire, le concours d'un exutoire d'origine alcaline. Surtout préoccupé d'abord du résultat thérapeutique, je concluais ;

« Les procédés de voltaïsation continue à expérimenter restent donc en petit nombre : volta-puncture positive et négative, voltaïsation négative par électrode intracervicale quelconque, enfin, voltaïsation positive par électrode cervicale garnie de peau. » Ces réflexions étaient suivies d'un petit nombre d'observations (cinq), tant de chimicaustie que d'électrolyse, sans grande valeur. En possession d'une méthode de traitement d'un autre ordre dont j'étais satisfait, j'avais gardé pour ces essais sommaires de mauvais cas, et ne les eusse poursuivis que si les résultats en avaient été tout à fait brillants, — ce qui n'eut pas lieu.

C'est alors qu'un de mes élèves et amis, G. Apostoli, reprit cette pratique avec suite et persévérance (1). Au lieu d'expérimenter comparativement plusieurs procédés, — ce que je lui reprochai alors, — il s'en tint à celui d'Aimé Martin, l'appliquant toutefois avec une entente de la question physique qui avait fait défaut à ce dernier. Il fit comme lui de la voltaïsation positive, mais il le fit sachant parfaitement qu'avec une électrode de platine il faisait de la chimicaustie ; loin de redouter celle-ci, il comptait sur elle pour renforcer l'action thérapeutique ; fermant largement le circuit sur l'abdomen avec une électrode de terre glaise qui supprimait à peu près la résistance au passage, il put s'élever, des intensités de 50 milliampères, qui n'avaient guère été dépassées, rarement atteintes, à 100, 120, 150 et jusqu'à 250 milliampères ; enfin, au lieu d'agir simplement sur le canal cervical, il poussa jusque dans la cavité utérine. Ce procédé donna des résultats massifs suffisants pour populariser la méthode.

Nous adressâmes alors à Apostoli un double reproche : celui de n'avoir pas expérimenté comparativement les deux polarités, et, n'en utilisant qu'une, de s'être adressé à la positive, qui ne se recommandait pas par des vertus résolutives spéciales, et qui exposait à produire dans l'utérus des cica-

---

(1) *Comptes rendus de l'Académie des sciences*. Juillet 1884.

trices dont la rétractilité pourrait donner des surprises pénibles, soit du côté du col, soit du côté des cornes.

L'expérience d'Apostoli établit que ces craintes étaient exagérées. Enfin, le reproche qui visait l'emploi exclusif de la chimicaustie positive ne tient plus : Apostoli a aussi pratiqué, depuis, de nombreuses chimicausties négatives. Les publications, aujourd'hui très nombreuses, dont la voltaïsation utérine a été l'objet, tant à l'étranger qu'en France, ne portent toutefois, à ma connaissance, que sur le procédé A. Martin-Apostoli, par voltaïsation positive ; toutes en attestent, d'une manière générale, les bons résultats.

Les objections, d'ordre pratique, indiquées plus haut étant à peu près écartées, il subsistait une difficulté d'ordre doctrinal : comment agit la voltaïsation caustique ? Est-ce par l'établissement d'exutoires ? Est-ce par des destructions postélectrolytiques de la nature de celles observées sur le tissu musculaire par Weiss ? Est-ce par une électrolyse sans nécrobiose, comme il arrive avec les courants d'intensité modérée et de densité faible ?

C'est dans le but restreint de répondre à ces questions que nous avons, avec le professeur Tarnier, entrepris quelques essais établissant que, intervenant seule, l'électrolyse donne des succès. Sont-ils aussi marqués que par le procédé mixte employé jusqu'ici ? — La question est trop vaste, — celle des doses venant la compliquer, — et le champ de l'observation clinique trop capricieux pour que nous ayons la prétention de l'avoir résolue dans des recherches qui remontent seulement à cinq ans; si nous la rappelons aujourd'hui, c'est surtout pour montrer de quelle façon nous comprenons qu'on la pose.

Pour éviter les nécroses secondaires, nous avons agi avec des électrodes protégées, avec des intensités assez faibles et pendant des temps assez courts pour que la protection des électrodes ne devînt pas insuffisante à garantir les parties. Quelques essais préliminaires établirent qu'avec des électrodes de charbon (1) de 3 à 4 centimètres carrés de surface, recouvertes d'agaric puis de peau de daim mouillés, engagées dans le canal cervical, on pouvait, sans produire de cautérisation, appliquer, pendant cinq à six minutes, des courants de 30 à 40 milliampères. Nous avons donc adopté, comme règle générale, des applications de 30 milliampères durant six minutes. Quelques observations empruntées à des opérations accidentelles de ma pratique nous ont fourni des données utiles dans l'appréciation de certains résultats que le champ restreint de nos visées et de nos observations systématiques ont privés de la critique expérimentale nécessaire pour conduire à la solution de cette question pratique, que nous n'avons pas encore la prétention d'avoir tranchée : étant mise hors de contestation la valeur empirique générale de la méthode, quels sont les meilleurs procédés d'application qu'elle comporte ?

III. — Epreuves cliniques. Régression. Hémorrhagies. Tolérance. — C'est à la clinique qu'il appartient maintenant de nous guider dans la recherche des conditions qui devront influer sur les choix à faire entre des procédés déjà nombreux, sinon comme manuel général, du moins lorsqu'on tient compte des nuances qu'ils comportent.

Le point le plus intéressant à observer est celui de la *réduction de volume* des tumeurs. Il est clair que la suppression de la tumeur entraînerait celle des divers accidents qui seraient la conséquence de sa présence.

Par la voltapuncture, étroitement localisée dans les noyaux, dont la résolution doit paraître le plus difficile, Ciniselli et Omboni ont obtenu rapidement de beaux résultats qui restent les plus démonstratifs de l'utilité de la méthode. S'adressant, avec le même souci d'étroite localisation, à des

(1) Après essai de ces électrodes, nous en sommes revenu à préférer les électrodes métalliques.

cas où elle était sans doute plus difficile, Cuttler a été moins heureux : son procédé, — la pénétration des aiguilles par l'abdomen, — offre des dangers que ne compensent évidemment pas les succès partiels qu'il a obtenus.

L'inégalité des résultats obtenus par le procédé bien localisateur de la voltapuncture soulève une première question : les tumeurs auxquelles s'est adressée l'opération de Cuttler étaient-elles identiques? — Assurément non : l'écart entre les résultats, écart que nous retrouvons dans les relations de tous les auteurs et de tous les procédés, ne laisse pas de doute à cet égard. Il y a là une question préalable que la clinique doit poser dès à présent à l'anatomie pathologique. La variété de forme et de constitution des tumeurs les rend inégalement accessibles aux agents qu'on fera agir sur elles, inégalement capables des réactions qui en favoriseraient la résolution.

Recourant à un procédé moins offensif, mais aussi moins exactement localisateur, Aimé Martin a obtenu des résultats toujours inégaux, simplement encourageants.

Mes premiers essais des variantes que comportait le procédé d'Aimé Martin ne m'avaient pas conduit à poursuivre : j'ai indiqué plus haut quelles circonstances m'avaient rendu sans doute trop exigeant (1).

Étions-nous trop timides, et le succès un peu net devait-il être au prix d'un dosage plus élevé? — Cela dut paraître très probable lorsque la thèse de Carlet (2) donna les premières observations de la pratique d'Apostoli, caractérisée par l'emploi d'intensités supérieures aux intensités usuelles, et par la localisation, non plus intra-cervicale, mais intra-utérine de chimicausties énergiques. Ce travail est surtout

(1) V. *Leçons cliniques*, p. 221-231.

(2) L. Carlet. *Thèses de Paris*, 1884, reproduisant une communication d'Apostoli à l'Académie des sciences, *sur un nouveau traitement électrique des tumeurs fibreuses de l'utérus.* (Comptes rendus, juillet 1884.)

intéressant en ce qu'il agrandit le champ des hardiesses permises, montre ce qu'on peut attendre du procédé du côté des phénomènes qu'on nous permettra d'appeler accessoires, mais n'est pas encore décisif au point de vue de la résolution. Les développements que devaient lui donner plus tard les publications d'Apostoli et de ses imitateurs y ont ajouté des faits sans en modifier l'esprit ni la portée.

Depuis Apostoli, un grand nombre de praticiens ont voltaïsé l'utérus en vue de combattre le développement des fibromes ou les accidents qui en étaient ou paraissaient en être la conséquence. Toutes les relations que nous avons eues sous les yeux concernaient des applications du procédé d'Apostoli par voltaïsation positive, en attestaient l'utilité générale, mais n'y ajoutaient aucune indication, n'en facilitaient en rien l'appréciation critique. Parmi ces publications, celle de MM. Bergonié et Boursier (1) mérite une mention spéciale en raison d'une préoccupation d'exactitude des observations difficile dans la pratique courante, facilitée par l'organisation, à Bordeaux, du service hospitalier d'électrothérapie à la tête duquel se trouve notre distingué confrère. Dans tous ces faits, les diminutions de volume s'accusent dans la proportion d'un tant pour cent médiocrement élevé (10 0/0). Mais il faut tenir compte de ce que, dans la grande majorité des cas, les séances ont été trop peu nombreuses.

Des essais, entrepris depuis cinq ans avec le professeur Tarnier en vue de l'appréciation critique des variantes que comporte le procédé d'Aimé Martin, nous ont donné des résultats qui, en raison de la variété des moyens employés et des conditions cliniques, échappent à la statistique, mais qui, pris en masse, se rapprochent de ceux donnés par le procédé d'Apostoli. Ils nous ont laissé toutefois cette conviction que

---

(1) Bergonié et A. Boursier. Résultats statistiques du traitement des fibromes utérins à la Clinique électrothérapique de Bordeaux. *Archives d'électricité médicale*, 1893.

les hautes intensités (et nous considérons comme telles celles supérieures à 50 ma.), ne sont pas nécessaires comme pratique générale; que la chimicaustie n'est pas indispensable en dehors de complications heureusement rares; qu'au point de vue de la résolution, l'électrolyse peut suffire. Quant à la résolution, elle reste un but à poursuivre, le plus important à notre avis, puisqu'il comprend les autres; mais, on ne peut actuellement affirmer qu'on l'obtiendra notable et rapide.

En renonçant à la voltapuncture, Aimé Martin admettait, et ses imitateurs admettaient, au moins dans une certaine mesure, que la conductibilité du tissu utérin était suffisante pour y assurer la parfaite dispersion de courants vaguement localisés. La supériorité des résultats obtenus par Ciniselli témoigne contre ce postulatum; il est clair encore que, lorsque des marrons fibreux sont encastrés dans du tissu musculaire, ils ne seront atteints que par une petite fraction du courant qui traverse ce tissu. La localisation intra-utérine de l'électrode active d'Apostoli, opposée à la localisation intra ou extracervicale de son prédécesseur, aurait donc eu une raison d'être, si elle avait représenté une localisation exacte et voulue sur un point à atteindre plus spécialement. En l'état actuel, et en raison des dangers — traumatiques et septiques — que fait courir la pénétration d'électrodes dans la cavité utérine, je préfère agir par le col. Toutefois, si la pénétration pouvait favoriser une localisation voulue et bien définie sur un point plus particulièrement envahi, je ne la repousserais plus. Ce qui me porte à cette concession sous réserves est l'observation de quelques cas dans lesquels la voltaïsation intra-cervicale a si bien agi sur le col que celui-ci s'est trouvé réduit à une languette flasque dans laquelle l'introduction d'électrodes protégées devenait impossible. Dans ceux de ces cas qui appartenaient à ma clientèle, j'ai abandonné la méthode pour les injections de savon ioduré, ou refait, par la chimicaustie négative, un large canal de pénétration dans l'utérus.

Si l'action par le col est le plus souvent suffisante, si elle expose moins à des accidents septiques ou traumatiques qui auraient eu quelquefois — bien que très rarement — des conséquences graves, il est des circonstances dans lesquelles on ne doit pas craindre de mettre l'électrode à cheval sur l'orifice cervical interne. Quant à la localisation intra-utérine proprement dite, elle me paraît trop vague pour répondre à une indication nettement limitée.

Des conditions, accessoires si l'on veut, mais d'une importance clinique telle que c'est à sa prise sur elles que la méthode doit surtout la faveur dont elle jouit, doivent ici nous arrêter. Les fibromes utérins ne constituent pas un état pathologique en raison seulement de leur volume : ils se présentent quelquefois compliqués d'*états douloureux* variés, avec une détérioration plus ou moins marquée de l'*état général* de la nutrition, compliqués encore des états dyscrasiques locaux compris sous la dénomination générale d'*endométrites* compliqués, enfin, et surtout, d'*hémorrhagies.*

Les *hémorrhagies* sont, sinon au début, du moins à des périodes plus ou moins avancées de l'évolution des fibromes utérins, leur complication la plus commune, la plus justement redoutée puisqu'elle a souvent suffi à entraîner la mort, la seule enfin contre laquelle la thérapeutique ait tenté quelque chose pendant la période, antérieure à 1871-75, où l'on n'attendait la guérison de ces tumeurs que des efforts de la nature présentés sous le nom de « ménopause ».

Apostoli est celui qui a le plus insisté sur les services que peut rendre la voltaïsation utérine en présence de cet accident; et il n'est pas douteux que c'est ce genre de supériorité qui a décidé l'acceptation par le monde médical de manœuvres que repoussaient ses habitudes. Tout ne me paraît cependant pas devoir être accepté sans réserves dans une pratique devenue courante, et dans les raisons d'agir sur lesquelles elle s'est assise. L'électrolyse sépare des liquides organiques des caustiques acides et alcalins autrefois distingués en *coagulants* et *fluidifiants* ; est-ce sur cette tradition qu'Apostoli s'est basé pour déclarer que la voltaïsation positive était hémostatique, tandis que la négative serait hémorrhagique ? — Cela me paraît probable. En fait, les choses ne se passent pas ainsi : d'une manière générale, les deux pôles sont hémostatiques. Inégalement ? — Peut-être. Par des mécanismes différents ? — C'est admissible, sans qu'on puisse l'affirmer. J'insiste sur cette hémostase par les deux pôles, parce que le préjugé de l'hémostase exclusivement positive, opposée à l'hémorrhagie négative, est encore très répandu.

Peut-être, à défaut d'expériences de laboratoire visant le fait dans des conditions suffisamment voisines de celles de la pratique, l'épreuve clinique fournira-t-elle quelques données aux interprétations.

Les hémorrhagies les plus prochainement graves, les hémorrhagies « foudroyantes » sont surtout celles qu'on rencontre quelquefois en obstétrique. Contre elles, rien n'est efficace comme la *faradisation* utérine : l'arrêt a lieu souvent au bout de 20 à 30 secondes, définitif après une séance de 3 minutes. Et cependant, j'ai montré autrefois (1) que la faradisation en masse d'une région y active la circulation au point de rendre perceptibles au doigt, pendant la séance, des pulsations artérielles qui ne le sont pas normalement.

Dans les hémorrhagies non obstétricales, dans celles des fibromes, la faradisation *courte* amène aussi un arrêt des hémorrhagies abondantes, arrêt peu durable toutefois, jamais définitif. Par quel mécanisme a lieu l'hémostase faradique ? — Evidemment, par une action sur le système musculaire, immédiate ou médiate, peu importe pour le moment.

Dans la voltaïsation, les choses se passent autrement. On

(1) *Manuel d'Electrothérapie*, 1861.

n'a plus cette action variable, directe, sur les éléments musculaires et nerveux, mais on agit sur eux par modification de leur milieu chimique, qu'on acidifie ou qu'on alcalinise. L'antagonisme chimique des acides et des alcalis se révélerait-il sur ce terrain? Oui, si l'acidification devait agir en produisant des coagulations, et si l'alcalinisation devait agir par dissolution. Mais c'est là une hypothèse bien hasardée : l'acidification du milieu, d'un milieu assez étendu, n'est généralement pas portée à un degré suffisant pour avoir pareil effet; puis, c'est une acidification surtout chlorhydrique, qui ne coagule pas l'albumine; enfin, la voltaïsation négative, qui, dans l'hypothèse que nous examinons, devrait être fluidifiante, est le plus souvent nettement hémostatique.

Ne doit-on pas admettre ici que la modification chimique du milieu n'agit qu'indirectement, en sollicitant l'action des filets nerveux qui tétaniseront les éléments musculaires? et la sollicitation de cette activité nerveuse se produirait ici comme *in vitro*, où l'on excite les nerfs, soit par le contact d'une eau acidulée quelconque, soit, mieux encore, par le contact de la bile, qui est alcaline (1).

Portée à un degré suffisant, quoique médiocrement élevé, la voltaïsation utérine est hémostatique, quel que soit son signe. L'est-elle inégalement? — C'est possible, mais non encore suffisamment établi, faute d'épreuves comparatives. L'hémostase est-elle proportionnelle à l'intensité du courant? — Proportionnelle, non : elle augmente sans doute dans une certaine mesure avec cette intensité, mais de faibles intensités suffisent souvent à la produire. Les coefficients les plus importants dans l'appréciation des chances d'hémostase seraient fournis par deux conditions d'une estimation encore bien difficile : les capacités de réaction du sujet représentées par son état général, et sa situation locale représentée par la

(1) C'est par ce mécanisme électrolytique que, dans mes cours, je donnais une explication de l'état *galvanotonique* de Remak.

constitution anatomo-pathologique de tumeurs et de surfaces muqueuses peu comparables entre elles, malgré l'appellation générique sous laquelle nous les englobons.

L'hypothèse, que je risquais plus haut, d'une hémostase par mécanisme physiologique dérivant d'une excitation chimique (d'un signe quelconque) sur l'appareil nerveux de la région, devrait, si elle est légitime, conduire en pratique à une conclusion assez importante : faire durer assez, mais ne pas prolonger trop la durée de séances qui, après l'excitation, amènent dans les nerfs une fatigue qui, pour la faradisation et souvent aussi pour la voltaïsation, commence à devenir appréciable au bout de 3 à 5 minutes.

On a pu croire, tout d'abord, que le travail accompli serait proportionnel au nombre de coulombs fournis en un temps quelconque ; que la durée de l'application pourrait suppléer au défaut d'intensité du courant, ou réciproquement. La formule devenait très simple : 60 milliampères débités pendant 10 minutes équivalaient à 120 milliampères débités pendant 5 minutes.

Lors des débuts d'Apostoli, je lui disais que, pour éviter ses intensités qui ne me paraissaient pas sans inconvénients, — accusés par la fatigue, — il pourrait, plus innocemment peut-être, et comme cela se faisait avant lui, obtenir les mêmes effets de courants moins intenses appliqués plus longtemps. C'était raisonner d'après une vue chimique que je ne ferais plus intervenir aujourd'hui, surtout pour ce qui concerne l'hémostase : si celle-ci a lieu par mécanisme physiologique, comme je suis très disposé à l'admettre, les séances courtes, de 5 à 10 minutes au plus, seraient préférables. Enfin, si l'hémostase voltaïque, moins prompte tout d'abord que l'hémostase faradique, est plus durable qu'elle, au moins dans les hémorrhagies des fibromes, cela pourrait, dans l'hypothèse d'une réaction physiologique à impulsion chimique, s'expliquer par le concours des phénomènes de dépolarisation qui survivraient à la séance et la prolongeraient sans fatigue (1).

Après avoir noté la *résolution* comme but sensible et bien défini de la méthode, comme le résultat visé tout d'abord par une théorie aujourd'hui ruinée dans ses prétentions trop simplistes, nous avons parlé de résultats « accessoires », sans vouloir, par cette désignation, en atténuer la valeur clinique. Après avoir parlé des hémorrhagies, nous signalions l'amendement de phénomènes douloureux variés, et un relèvement assez constant de l'état général, relèvement d'une rapidité hors de proportion avec l'amélioration des signes objectifs. Ici, comme toutes les fois que, pour les besoins de l'étude, on a posé une question de pathologie dans des termes simples, on a à compter avec des complexités cliniques dont il faut limiter les rôles si l'on veut y voir clair et ne pas se gouverner sur la statistique pour faire de la thérapeutique à coups d'épervier.

Si l'on suit suffisamment longtemps la marche des fibromes, on les voit très inégalement hémorrhagiques, et hémorrhagiques à des dates très variables : hémorrhagiques non proportionnellement à leur grosseur, non en raison de leur âge, mais toujours hémorrhagiques à un moment donné.

Il n'en est pas de même des autres phénomènes regardés comme coïncidences ou complications les plus habituelles : les phénomènes *douloureux*, avec leurs conséquences réflexes les plus variées, et la *dépression* de l'état général. Il est des femmes qui, affectées de fibromes d'un volume énorme, ont eu assez peu d'hémorrhagies pour se croire réglées abondam-

---

(1) La visée hémostatique devrait donc, suivant moi, s'accommoder d'applications — caustiques ou non — de 5 à 10 minutes de courants de 25 à 50 ou 60 milliampères, d'une orientation que je crois encore pouvoir être quelconque. Quant aux courants caustiques d'intensités supérieures, je ne les crois pas indispensables à la résolution, à laquelle ils pourraient peut-être concourir par l'établissement d'un exutoire : non plus qu'à l'hémostase, à moins toutefois qu'on compte sur eux pour oblitérer avec des eschares des surfaces saignantes ? — J'hésiterais à prendre des conclusions à cet endroit.

ment, ne souffrent aucunement, sont bonnes marcheuses, et offrent tous les attributs d'une santé florissante. C'est le développement exagéré de l'abdomen, ou une première hémorrhagie tardive, qui conduit à constater une infirmité qui date de très loin quand on la reconnaît. Le cas de ces malades est, cliniquement, bien différent de la situation de celles qui, hémorrhagiques ou non, souffrent de douleurs pelviennes ou crurales, de céphalalgies, dyspepsies, ou impotences fonctionnelles, et mènent, sur une chaise longue, une existence misérable, alors qu'on ne rencontre chez elles qu'un fibrome assez peu développé pour n'avoir été diagnostiqué que comme flexion, le plus souvent comme rétroflexion.

La thérapeutique voltaïque donne, chez ces malades, le plus souvent rapidement, des résultats favorables : apaisement ou cessation des douleurs, relèvement des forces, qu'il serait erroné de mettre sur le compte d'une régression de la lésion que croyait viser exclusivement le traitement. Constatant, sans nous y arrêter, ces résultats indépendants de la cure des fibromes, devrons-nous les rattacher à l'influence de la cure électrique sur les affections dites *des annexes*, — ovaires, trompes, etc., — et du voisinage immédiat, affections dont l'étude efficace est de date récente ? Cette interprétation serait excessive, si on la voulait exclusive ; il n'est pas douteux, cependant, que souvent elle soit admissible.

La voltaïsation utérine n'est pas également bien tolérée par tous les sujets. A cet endroit, Apostoli a plus particulièrement insisté sur ces intolérances relatives, qu'il a rattachées à des affections des annexes, et sur le concours que leur constatation pourrait fournir à l'établissement de diagnostics souvent très difficiles. Nombre d'épreuves cliniques ont permis de constater l'exactitude générale de cette vue, qu'il convient seulement d'étendre, du côté instrumental, à la faradisation, aux injections intra-utérines, de même, sans doute, qu'à toutes les manœuvres à exécuter sur l'utérus, et, du côté du sujet, à toutes les affections du voisinage : à la varicose viscérale, à l'état fébrile en général, et spécialement à l'impaludisme.

Ajoutons que ces complications ne constituent au traitement électrique qu'une contre-indication très relative ; que, le plus souvent, elles ont à bénéficier de ses formes atténuées ; qu'elles commandent seulement de la prudence, de veiller sur l'état général accidentel ou diathésique, et, insistant moins sur les procédés courants du traitement banal, d'y introduire la variété que réclament les phénomènes sur lesquels l'attention a été appelée.

Nous avons tout à l'heure repoussé d'une manière générale l'emploi de la chimicaustie positive, nous fondant sur ce que, si elle a le mérite d'arrêter les hémorrhagies, elle le partage avec la voltaïsation négative, caustique ou non ; sur ce qu'elle donnera lieu, à un degré moindre il est vrai qu'on aurait pu le craindre, à des cicatrices rétractiles; sur ce que, pour détacher, après la séance, l'électrode de l'eschare à laquelle elle adhère, il faudra opérer un renversement de courant qui pourra être l'occasion d'un traumatisme en prolongeant l'opération dans des conditions gênantes ; sur ce que, en admettant que la voltaïsation positive offre quelque supériorité comme hémostatique, nous la croyons, et cet avis paraît être aujourd'hui celui de plusieurs de ceux qui l'ont appliquée, inférieure à la négative comme résolutif.

Est-ce à dire que, lorsque nous passerons des voltaïsations caustiques aux voltaïsations électrolytiques sans cautérisation, il y ait lieu de dédaigner la voltaïsation positive ? N'a-t-elle pas ses indications ?

En quête d'arguments qui répondent à cette question, il nous faut remonter assez loin, à Remak, qui, préoccupé des effets « catalytiques » du courant voltaïque, disait, dans le chapitre consacré à ses indications générales (1) : « On fera

(1. Remak, *Galvanotherapie der Nerven und Muskelkrankheiten*, Berlin, 1858. Traduction de A. Morpain. Paris, 1860.

peut-être bien, dans tous les cas où il n'existe pas un cas particulier et pressant d'abandonner la règle, d'employer d'abord comme pôle *catalysant* le pôle positif, et de ne changer la direction du courant que lorsqu'on aura parfaitement reconnu l'inefficacité de ce pôle. » Là se trouve le conseil de ce que nous appelons, depuis un travail de Chauveau, la *voltaïsation polaire positive*. Ce conseil de Remak, je l'ai suivi, — sans peut-être expérimenter comparativement autant qu'il l'aurait fallu la voltaïsation polaire négative ; — il m'a paru bon, et je le suis encore après plus de trente ans. Si les vertus attribuées par Remak à la voltaïsation polaire positive « antitraumatique, antirhumatismale, antiarthritique, antinévralgique » devaient lui être confirmées par une pratique ultérieure qui n'aura qu'à multiplier les comparaisons pour nous édifier, l'orientation positive de la voltaïsation utérine nous paraîtrait bonne à conserver — avec la faradisation — pour les cas où l'on serait moins soucieux de la résolution que de l'apaisement des phénomènes douloureux et de leurs conséquences immédiates ou réflexes.

Conclusions et indications. — L'utilité générale de la voltaïsation utérine dans la cure des fibromes est aujourd'hui bien établie : les faits de Ciniselli, d'Omboni, de Cuttler, étaient décisifs ; ceux d'Aimé Martin, d'Apostoli et de nombreux observateurs ont établi qu'on pouvait, sans perdre tout le bénéfice de la méthode, en remplir les indications par des procédés d'une application inoffensive et facile.

Toutefois, l'inégalité des résultats obtenus de l'emploi d'un même procédé établit que, sous la dénomination de *fibromes*, sont comprises des tumeurs cliniquement très différentes les unes des autres, soit par leur nature, soit par leur mode d'évolution, soit simplement par leur figure et leur texture. Ces réserves posées, nous préparant à ne pas trop compter sur des résultats constants et bien définis, la question thérapeutique nous présente deux catégories d'indications. Une principale, *fondamentale*, est relative à la *régression*. Cette indication, que fournissent tous les cas, entraîne la solution de toutes les autres. La seconde catégorie comprend les indications qui, quelle que soit leur importance clinique dans un cas donné, peuvent être qualifiées d'*accessoires* : au premier rang sont les *hémorrhagies*, viennent ensuite les *douleurs* et les avaries de l'*état général* (1).

Tous les procédés de voltaïsation se montrent, vis-à-vis de ces phénomènes accessoires, d'une efficacité généralement rapide, efficacité qu'offrent d'ailleurs d'autres moyens de traitement, d'ordre électrothérapique ou d'ordre médicamenteux. C'est le souci de la *résolution* qui devra dominer dans le choix du moyen à employer.

Cette résolution peut s'obtenir soit par chimicaustie, soit par électrolyse. La chimicaustie négative nous paraît préférable dans une mesure que nous ne saurions encore préciser. Elle se fait avec des électrodes nues, de métal ou de charbon, qu'il suffit d'introduire dans la cavité cervicale, le circuit étant largement fermé dans un pédiluve, ou sur l'abdomen par des tissus mouillés (peau de daim, agaric, feutre, éponge, etc.), si l'on s'en tient aux intensités de 50 à 80 milliampères, qui sont suffisantes ; avec des cataplasmes de terre glaise si ces intensités devaient être dépassées. Les séances auront une durée de 5 à 10 minutes, et seront répétées tous les 15 ou 20 jours (Tarnier) ; je crois quelquefois utile de les faire plus fréquentes. On ne saurait en prévoir le nombre pour obtenir la résolution.

A priori, on serait tenté d'admettre que la diminution de la tumeur doive être proportionnelle à l'intensité du courant.

(1) Je n'ai pas signalé ici les avaries de la muqueuse, qui, dans une étude complète de la voltaïsation utérine, réclameraient un chapitre à part dont les matériaux cliniques ne sont pas réunis. Je dois toutefois signaler qu'elles m'ont toujours, quelles qu'elles fussent, paru très favorablement influencées par la voltaïsation, que je pratique presque exclusivement négative. Pareille paraît être l'impression d'Apostoli, basée sur des voltaïsations plus généralement positives.

La comparaison de nos observations d'intensités modérées avec celles d'Apostoli (caustiques positives) ne nous permet pas d'admettre que les choses aillent jusque-là. Nos intensités systématiques de 30 milliampères étaient cependant un peu faibles : les résultats les plus satisfaisants que nous ayons obtenus l'ont été dans des cas où, sur des malades confiées par des confrères, nous avions fait de la chimicaustie négative par 50 à 80 milliampères. D'où nous serions disposé à conclure, au point de vue de la réduction de volume, à des intensités négatives un peu fortes (60 à 80). Serait-il avantageux qu'elles fussent caustiques ? Cette question soulève celle, non résolue encore, du rôle des exutoires.

Si l'orifice cervical est inaccessible à une électrode mousse, il peut y avoir lieu de songer à la voltapuncture. Les accidents de Cuttler nous feraient renoncer à la voltapuncture abdominale, — qui nous avait paru inoffensive lorsque nous l'avions pratiquée avec un gros trocart négatif en vue de l'ovariostomie (1) ; — mais la voltapuncture vaginale nous semble, au moins comme procédé de nécessité, pouvoir être conservée, avec une ou avec les deux aiguilles. Dans un cas où je l'ai pratiquée avec des aiguilles ou trocarts négatifs, circuit fermé sur l'abdomen (2), elle m'avait paru tout à fait inoffensive ; dans un autre cas, où je l'ai pratiquée avec un trocart double construit *ad hôc*, elle a été extrêmement douloureuse ; il s'agissait, il est vrai, d'une malade intolérante pour toutes les manœuvres : Apostoli a recours à la voltapuncture vaginale avec des aiguilles, et s'en loue.

Dans les procédés électrolytiques, on s'attache à ne pas entamer les tissus sur lesquels est appuyée l'électrode cervicale. On s'en tiendra à des intensités d'autant plus réduites

---

(1) A. Tripier. *Ovariostomie. Traitement des kystes de l'ovaire par établissement d'une fistule permanente*. Comptes rendus de l'Académie des sciences, 1878.

(2) *Leçons cliniques*... etc., p. 224.

que la protection de l'électrode sera moins parfaite. Avec les électrodes de métal ou de charbon engagées dans le col, la protection par une couche d'agaric recouverte d'une couche de peau de daim est suffisante pour des courants de 30 à 40 ma. appliqués durant cinq minutes. Ces séances se répètent trois fois par semaine. — Si le col était inaccessible, on agirait avec l'électrode cylindrique vaginale garnie comme ci-dessus ; l'utérus est alors moins atteint par un courant qui se trouve plus dérivé ; néanmoins, cette pratique donne encore quelquefois de bons résultats, pouvant notamment rendre accessible un orifice cervical qui ne l'était pas d'abord.

Si l'on voulait appliquer à l'électrolyse vaginale de plus hautes intensités, on diminuerait le calibre de l'électrode de charbon pour augmenter l'épaisseur de sa garniture.

Y a-t-il avantage, dans l'électrolyse, à donner à la polarité active un signe déterminé ? — L'électrolyse positive et la négative nous ont donné de bons résultats entre lesquels nous ne voudrions pas arrêter un choix : étant donnés les écarts qui empêchent de comparer entre elles les opérations d'un même signe, il serait imprudent de risquer un parallèle entre les polarités ; une très longue expérience pourra seule permettre des conclusions à cet endroit. Avec l'électrolyse, on observe quelquefois en trois à cinq mois une réduction appréciable du volume de la tumeur ; les réductions à peu près complètes demandent des années.

Entre les électrolyses et les chimicausties négatives, le choix nous paraît devoir être surtout dicté par les conditions examinées déjà à l'occasion de la *tolérance*. Toutes conditions égales d'ailleurs, la chimicaustie nous a paru d'une manière générale favoriser un peu mieux la résolution. Est-ce là une question de dosage ? Cela tient-il à l'influence additionnelle de l'exutoire ? — La conclusion nous semble à ajourner.

En dehors de la résolution, nous avons eu à tenir compte,

sous la rubrique *conditions accessoires*, de phénomènes morbides qui ne sont ni nécessaires ni constants, mais qu'on ne saurait passer sous silence en raison de leur fréquence et de la prise qu'a sur eux le traitement qui vise la résolution de la tumeur. Au premier rang sont les *hémorrhagies*. J'ai déjà dit que, contrairement à une opinion courante, elles sont arrêtées par les deux pôles. Mieux par le positif? — C'est possible : je ne l'ai guère plus essayé que mes contradicteurs n'ont essayé le négatif. Lorsqu'elles sont considérables, la chimicaustie les arrête mieux que l'électrolyse simple. L'électrolyse suffit, quand elles sont moindres ; l'arrêt est alors lent et progressif ; il m'a, alors, paru plus stable ; est-ce parce que les hémorrhagies étaient moindres, ou en raison de la forme du processus hémostatique? La comparaison avec l'hémostase par mes injections utérines m'empêche de rejeter *a priori* cette dernière hypothèse, bien qu'elle paraisse tout d'abord superflue.

Les complications *douloureuses* sont un peu moins fréquentes que les hémorrhagies, dont elles sont d'ailleurs indépendantes. Les unes et les autres sont des facteurs importants d'une *dépression* de l'état général, qu'on rencontre quelquefois très prononcée. Les douleurs et la dépression cèdent assez rapidement au traitement voltaïque, à moins qu'elles soient sous la dépendance d'autres causes, générales ou locales, que nous avons indiquées à propos de la tolérance à l'action des courants (voltaïques ou faradiques). L'amélioration que procure la voltaïsation nous a paru moins accentuée lorsqu'il existe des complications d'entérite iliaque ou cœcale, de varicose, d'impaludisme, moins durable chez les lithiasiques biliaires, plus lente à se produire dans les affections utéro-ovariennes ou tubaires, qui en éprouvent d'ailleurs, la plupart du temps, un notable soulagement.

Dans l'examen des conditions de l'application de la voltaïsation utérine à la cure des fibromes, nous ne nous sommes occupé, étant donnée l'utilité générale bien établie d'une méthode de traitement, que de rechercher dans son mode d'action et dans les observations cliniques un guide dans le choix des procédés qui pourraient être les plus avantageux dans la généralité des cas.

Quelques questions concernant certains cas particuliers ont été volontairement laissées de côté, questions qui ne nous paraissent pas mûres pour l'exposition, et qui mériteraient de faire l'objet d'études distinctes. Parmi celles-ci, nous ne ferons que rappeler celles indiquées plus haut, à l'occasion de la tolérance, qui touchent aux *affections concomitantes des annexes;* celle des contre-indications de la méthode dans les cas de *fibromes kystiques*. On doit à M. Le Bec un très intéressant travail qui tendrait à les faire considérer comme constituant une contre-indication absolue. M. Le Bec y a appliqué exclusivement la chimicaustie positive ; il serait intéressant de voir si la chimicaustie négative n'aurait pas, au contraire, à y intervenir utilement.

Les effets de la *voltaïsation sinusoïdale* de d'Arsonval sont à étudier. Il y a lieu de se demander ce que pourrait donner cet *ébranlement électrolytique sans action chimique appréciable*.

L'*électrolyse cuprique* de G. Gautier et l'électrolyse *médicamenteuse interstitielle* d'Onimus n'ont pas été assez étudiées pour qu'on puisse aujourd'hui tenter utilement d'établir un parallèle entre leurs effets et ceux de l'action voltaïque simple (1).

Enfin, il ne m'appartient pas, ce qui serait d'ailleurs sortir du cadre de cette étude déjà longue, d'essayer un parallèle entre la méthode voltaïque appliquée à la cure des fibromes et la méthode des injections intra-utérines à absorption lente. Qu'il me suffise de dire qu'il ne faudrait pas dans cette abstention voir un abandon ; loin de là.

---

(1) Parallèlement aux essais d'électrolyse cuprique de Gautier, il y aurait lieu de suivre ceux d'électrolyse argentique de Boisseau du Rocher, qui relèvent de la même préoccupation théorique, et revendiquent aussi des succès.

TRAITEMENT MÉDICAL
DES FIBROMES UTÉRINS

EXAMEN COMPARATIF
DES MÉTHODES ET PROCÉDÉS[1]

Il y a un an environ, il me fut demandé, pour la *Revue générale des sciences pures et appliquées*, un exposé de l'état d'une question dont l'opinion, au moins dans le monde médical, commençait à se préoccuper : celle de la valeur générale des *opérations voltaïques exercées sur l'utérus*, plus spécialement en vue de la *cure des fibromes*. Réduit à ces termes, le sujet comportait assez de développements pour que je ne fusse pas tenté d'en sortir (2). Je terminais toutefois en insistant sur ce que je n'avais abordé que par un de ses côtés la question de la *cure médicale des fibromes utérins*, notamment sur ce que je réservais ce qui concernait une méthode de traitement que j'avais inaugurée vers 1875, et qui n'avait pas cessé de me satisfaire. Je crois qu'un examen comparatif

---

(1) *Bulletin de la Société d'Electrothérapie*, janvier 1896.

(2) *La voltaïsation utérine; chimicaustie et électrolyse dans le traitement des fibrômes*, nov. 1894).

de cette méthode par injections résolutives intra-utérines et de celle par voltaïsation localisée doit fournir d'utiles renseignements à la pratique de toutes deux, et qu'à ce titre il pourra vous intéresser. Ce me sera, en même temps, une occasion de revenir sur des points que je n'avais pu qu'indiquer sans m'y arrêter. La complexité et la variété des faits offerts par la clinique à notre observation sont telles que, même après une longue expérimentation de chacune des méthodes, un parallèle entre elles ne laisse pas d'être embarrassant. On prévoit qu'il ne saurait conduire à des conclusions fermes et exclusives; on reconnaîtra toutefois qu'il peut fournir des indications utiles en présence d'un cas particulier donné.

La valeur des méthodes et procédés doit, ici, être examinée aux points de vue divers de la *résolution*, de l'*arrêt des hémorrhagies*, de l'*amendement des désordres nerveux et musculaires*, de l'*influence sur les complications pelviennes*, des *conditions de la douleur opératoire* et de la *tolérance à son endroit*, des *facilités plus ou moins grandes qu'on rencontre dans l'institution de la cure*. Enfin, nous savons que les tumeurs contre lesquelles on serait tenté de diriger un traitement médical sont loin d'être toutes comparables entre elles; bien que l'étude de leurs caractères distinctifs soit à peine ébauchée, l'observation sommaire a déjà permis d'ouvrir un chapitre des indications et contre-indications.

Résolution. — Ce n'est pas ici le lieu d'exposer par le menu les procédés de la médication *par absorption locale lente d'iodure de potassium;* je renverrai, pour ces détails, à mon Mémoire sur *Une nouvelle classe de topiques intra-utérins ; traitement des fibromes interstitiels* (1) et à mes *Leçons cliniques* (2). Je rappellerai seulement que cette méthode

(1) *Gazette obstétricale*, 1878. — *Bulletin de thérapeutique médicale et chirurgicale*, 1880.

(2) VIII : *Fibromes utérins ; traitement de l'auteur*, 1883.

consiste essentiellement dans l'injection intra-utérine de 1 à 1cc5 d'une pâte savonneuse iodurée au dixième, injection à répéter tous les deux jours.

Pour comparer ses effets à ceux de la voltaïsation, il convient de prendre un type de celle-ci sensiblement fixe, soit celui que nous avons adopté, avec le professeur Tarnier, d'un débit, tous les deux jours, pendant six minutes, avec des électrodes protégées, d'un courant de 30 ma. Depuis deux ans, je le porte à 40 ma. débités durant cinq minutes.

Dans ces conditions, et pour des situations cliniques aussi comparables que possible, mes préférences sont, d'une manière générale, pour les injections : elles donnent moins de « ratés ».

Par les deux méthodes, les résultats sont généralement lents, au moins aux doses ci-dessus : si les améliorations sont rapides, les guérisons demandent plusieurs années. Les guérisons complètes n'ont pu être observées que chez de rares malades qu'il a été possible de suivre longtemps, la plupart des autres abandonnant le traitement quand il les a mises en état de reprendre sans inconvénients toutes les habitudes de leur vie ordinaire.

Quand la voltaïsation peut être poussée à 50, 60, 80 ma., avec chimicaustie (je n'en fais que de négatives), les résultats sont plus prompts, sans devenir encore bien rapides. Dans deux cas identiques, deux mauvais cas dont on trouvera la relation plus loin, la chimicaustie m'a donné des résultats remarquables, alors que la voltaïsation électrolytique, qui évite les désorganisations de tissus, et les injections intra-utérines n'avaient procuré que des améliorations peu durables, et seulement à une époque voisine du début constaté de l'affection. Tarnier est d'avis, pour éviter d'agir sur des surfaces non encore cicatrisées, de laisser trois semaines d'intervalle entre deux chimicausties. La pression des circonstances m'a conduit à les tenter généralement plus fréquentes ;

aujourd'hui, je les répète couramment trois ou quatre fois par mois.

Arrêt des hémorrhagies. — Contre les hémorrhagies habituelles ou persistantes, modérées ou même un peu fortes, les injections pâteuses iodurées donnent, comme l'électrolyse, des résultats favorables dans la très grande majorité des cas. Ce n'est là, toutefois, qu'un résultat massif, qui ne saurait nous dispenser de rechercher dans quelles conditions générales se produit cet arrêt pour chaque méthode ou procédé, en attendant que nous ayons à voir comment il s'effectuera dans un cas donné.

On a rattaché les hémorrhagies à des conditions organiques diverses : à un développement exagéré du réseau vasculaire du parenchyme utérin, que conduirait à soupçonner la constance de l'hémorrhagie. Dans un ordre d'idées voisin, je me suis demandé si une part ne devait pas être faite à des états variqueux (1), quand la constance de l'hémorrhagie s'observe par accès de quelques jours. Enfin, la persistance d'une hémorrhagie modérée muco-sanguinolente conduirait, aidée d'autres signes, à diagnostiquer la coïncidence d'une endométrite.

Il serait encore difficile, je crois, de tabler sur ces données un peu vagues pour se tracer des lignes de conduite nettement définies. Si l'on s'en tient au bloc des observations, on verra que, contre les hémorrhagies légères, quelquefois même un peu abondantes, les deux méthodes donnent de bons résultats, qui ne se présentent toutefois pas dans les mêmes conditions. Ceux de la voltaïsation, positive ou négative, à la dose prise pour type, m'ont paru plus promptement nets, mais moins persistants lorsque le traitement était momentanément suspendu ; ceux de l'injection, moins notables tout d'abord,

(1) A. Tripier. *Varices viscérales. (Bulletin général de thérapeutique médicale et chirurgicale*, 1888.)

sont plus régulièrement progressifs et d'une acquisition plus durable.

Dans les hémorrhagies considérables dont le diagnostic étiologique ne me paraissait pas suffisamment établi, j'ai longtemps demandé tout d'abord l'arrêt à la faradisation, immédiatement après quoi j'avais recours à mes injections utérines ; cette manière de procéder m'a réussi quelquefois, mais non toujours. J'ai recours alors, comme moyen adjuvant, aux préparations de digitale.

Depuis quelques années, je m'adresse d'emblée à la voltaïsation caustique, toujours négative, et m'en trouve fort bien.

Amendement de l'état général et des conditions douloureuses et convulsives. — Il est toujours délicat, chez une hystéropathique, de faire la part des relations qui rattacheraient les lésions constatées de l'appareil génital à des phénomènes douloureux ou convulsifs de localisation quelconque, ou à une dépression marquée de l'état général. Je ne reviendrai pas sur les développements que comporte ce thème chez la catégorie de sujets qui nous occupe ici (1). Chez eux, réservant les questions de nutrition et d'innervation générales pour n'envisager que l'influence des « épines » locales, nous nous trouvons conduit à faire deux parts de ces relations : celle des accidents imputables à quelque affection des annexes ou du voisinage, dépendante ou non de la lésion utérine, et celle des phénomènes directs ou réflexes qui se rattacheraient à l'existence de cette lésion. Chaque cas particulier réclame cette enquête ; mais, si l'on envisage les faits en masse, on voit que les deux méthodes de traitement, injections et voltaïsations, donnent les résultats les plus favorables, et cela

(1) A. Tripier. *Lésions de forme et de situation de l'utérus ; leurs rapports avec les affections nerveuses de la femme et leur traitement*, 1871, — et *Hystérie ; Arthritisme chez la femme. (Leçons cliniques*, XIII-XIX, 1883.)

plus rapidement que ne pourraient le faire supposer les amendements de l'état local. Force est donc d'admettre qu'elles dépassent les buts restreints de la régression et de l'hémostase, et qu'elles agissent directement sur des conditions morbides encore mal définies, que nous savons pouvoir faire défaut. Ici, encore, la comparaison entre les deux méthodes ne paraît suggestive que lorsqu'elle porte sur l'observation des cas dans lesquels le traitement n'est pas rigoureusement suivi; et cette comparaison m'a paru favorable à la pratique des injections.

La thérapeutique utérine devant les complications pelviennes. — C'est surtout de nos jours qu'on s'est attaché à l'étude des complications pelviennes autres que quelques paramétrites comprises auparavant sous l'indication générale d'abcès des ligaments larges. En même temps que se perfectionnait la notion des paramétrites, les progrès de la chirurgie abdominale permirent d'asseoir l'anatomie pathologique pelvienne sur des vivisections qui apportèrent de larges contributions à l'histoire des affections des ovaires et surtout des trompes. Force fut alors d'admettre que, comme les paramétrites, comme des périmétrites et des hamatocèles extra et intra-péritonéales, bien des salpingites au moins devaient évoluer vers une guérison, sinon toujours spontanée, du moins favorisée par le concours d'interventions sans but défini, ou visant un but étranger.

De la lecture de mes anciennes observations de faradisations utérines (1), il m'est resté la conviction que nombre de salpingites non diagnostiquées telles, que des para- et des périmétrites chroniques, y avaient été heureusement modifiées, peut-être guéries, par des moyens qui ne les visaient guère. Depuis sept ou huit ans, mon attention se trouvant appelée sur ces conditions, j'ai, avec préméditation,

(1) *Lésions de forme, etc...*, 1871.

appliqué aux salpingites diagnostiquées, tant dans le service de gynécologie de M. Tarnier que chez moi, tantôt la voltaïsation non caustique positive, d'après les idées de Remak, tantôt la voltaïsation négative, tantôt le traitement par mes injections intra-utérines iodurées, et cela avec des résultats presque constamment satisfaisants. Aux craintes de complications inflammatoires que pouvait faire naître le caractère des douleurs ou un appareil fébrile, j'opposais en même temps l'emploi local ou général de la digitale (1); chez les variqueuses, j'avais recours aux préparations de chardon Marie (2), que je préfère encore à celles d'hamamelis, sans méconnaître l'utilité de ces dernières.

Les mérites de la faradisation, ressortant de mes observations anciennes, ne m'ont pas conduit à en reprendre systématiquement l'essai comparativement avec celui des voltaïsations et des injections, parce que je suis très disposé à admettre que là où existent les conditions d'une suppuration, la faradisation en favorise souvent l'action ; parce que, d'autre part, les résultats favorables que m'avaient donnés les séances de faradisation profonde de trois minutes par gros fil auraient dû être mis en parallèle avec ceux, regardés par lui comme plus favorables, qu'avaient donnés à Apostoli des séances longues — jusqu'à vingt minutes — de faradisation par fil fin (3). Il y eût eu là trop d'épreuves comparatives à entreprendre à la fois sur un nombre de sujets d'ailleurs trop restreint. Il ne s'agira donc ici que de la voltaïsation et des injections iodurées.

Dans les conditions où j'ai opéré, avec des courants de 30 ma. appliqués durant six minutes, les deux moyens m'ont

---

(1) *Leçons cliniques*, X, et *L'Antisepsie physiologique*. (*Comptes rendus de l'Académie des sciences*, 1894.)

(2) *Varices viscérales*, 1888.

(3) D'une manière générale, je repousse les séances de faradisation portées au delà de cinq minutes.

donné de bons résultats, tantôt promptement, tantôt plus lentement, suivant des conditions que je ne saurais encore indiquer en raison des difficultés que présente sur le vivant un diagnostic assez complet pour permettre de discuter des nuances. C'est des progrès du diagnostic qu'il faut attendre les données qui permettront de préciser les indications, contre les salpingites, des injections utérines, de la voltaïsation électrolytique et de la faradisation. Quant à la galvanisation, je ne l'ai essayée qu'une fois, — élément zinc intra-utérin, circuit fermé sur l'hypochondre malade, séance de douze heures, — avec un résultat qui m'a paru nul.

A propos de la voltaïsation, je n'ai parlé que de la voltaïsation électrolytique, la seule que j'aie essayée contre les salpingites. Ce n'est pas que je veuille écarter des comparaisons que je ne fais ici qu'indiquer la voltaïsation chimicaustique. Malgré les réserves posées à l'endroit de l'utilité des exutoires à demeure, des impressions, aujourd'hui bien anciennes, m'en ont laissé un bon souvenir; et j'essaierais volontiers la chimicaustie (dont le signe resterait peut-être à débattre) si je n'étais retenu par deux scrupules : la possibilité, même avec le courant continu, de favoriser certaines suppurations, et la crainte d'éveiller les réactions d'intolérance, sur lesquelles a particulièrement insisté Apostoli.

Si des considérations de thérapeutique médicale nous ont conduit à nous occuper des trompes, il n'en sera pas de même des ovaires, dont la thérapeutique relève à peu près exclusivement de la chirurgie. Il serait toutefois important, dans le procès qui s'agite ici, de savoir dans quelles conditions et dans quelle mesure la coexistence d'affections des ovaires pourra nous gêner dans le traitement des affections de l'utérus ou des trompes; mais, en dehors des contre-indications d'ordre phlegmasique accusées par l'état fébrile, nous n'avons à ce sujet aucune donnée.

Endométrites. — Les plus communes des complications

des fibromes utérins sont les endométrites. Qu'il me soit permis, à leur sujet, de m'élever contre la mode qui tend à distraire leur traitement du domaine de la médecine pour le faire dépendre d'une opération chirurgicale souvent dangereuse, jamais utile d'une façon durable, et fondamentalement *bête*, d'une opération dont l'idée première n'a pu être qu'une turlutaine de pochard qui voyait gratter les volets d'une boutique à repeindre. Quelle que soit la nature d'une endométrite, — et les variétés tendent tous les jours à s'en multiplier, — elle est justiciable de moyens thérapeutiques moins offensifs et moins aveugles.

Je n'ai pas à m'arrêter ici sur les très nombreuses formules d'injections, liquides et surtout pâteuses, employées dans le traitement des endométrites ; je renverrai pour cela à mon mémoire sur les topiques utérins. Celles au savon ioduré, utiles dans la cure des fibromes, sont, alors même qu'elles ne constitueraient pas la ressource la plus efficace dans une forme donnée d'endométrite, favorables contre les endométrites en général.

Il en est de même de toutes les formes usuelles d'électrisation. La faradisation par gros fil a suffi quelquefois à guérir des endométrites catarrhales ; mais c'est aux procédés employés contre les fibromes qu'on doit les succès les plus nets, à la voltaïsation par faibles intensités, et surtout aux voltaïsations caustiques ; Apostoli a dû nombre de succès à la positive ; je lui préfére, ici encore, la négative, peut-être en raison des mauvais souvenirs que m'a laissés la cautérisation intra-utérine au fer rouge — cautérisation acide — que j'ai vu pratiquer il y a une trentaine d'années. Je n'ai pas encore rencontré d'endométrite qui résistât à cette voltaïsation négative, qu'il faut répéter plusieurs fois, mais sans que la malade ait à en être fatiguée.

Conditions de la douleur. Tolérance — Les conditions dans lesquelles se produit la douleur, dans des opérations où elle est généralement assez faible, auront rarement à influer sur la détermination de celui qui devra opter pour une méthode ; il est bon cependant d'être prévenu de la forme et de l'intensité probable des réactions qu'on provoquera.

Je me suis assez longuement étendu, dans mes *Leçons cliniques*, sur ce que sont ces conditions dans le traitement des fibromes par les injections utérines pour n'avoir ici qu'à les rappeler sommairement. Au début d'un traitement, on trouve l'utérus peu ou pas sensible à la présence du corps étranger que représente l'injection ; sa sensibilité augmente à mesure que survient de l'amélioration, pour devenir stationnaire à un moment donné et même aller en s'atténuant par l'habitude. Dans l'utérus peu sensible, vers le début du traitement, la douleur réactionnelle est tardive et de longue durée : elle apparaît dans la soirée ou la nuit et peut durer trois, quatre ou cinq heures, très faible d'ailleurs, d'autant plus faible qu'elle durera plus longtemps. Quand une certaine amélioration est déjà obtenue, la colique utérine est immédiate, quelquefois assez forte, et dure de dix à trente minutes, en s'atténuant de plus en plus.

Dans la voltaïsation, la sensation douloureuse, faible au début, consiste d'abord en une cuisson locale qui ne persiste pas et fait place à des douleurs sourdes de la cavité abdominale, des reins, du rectum, ces dernières manquant souvent. Aussitôt la séance terminée, la malade ne sent plus rien ; souvent, au contraire, elle accuse un sentiment de mieux-être. Ceci s'applique aux faibles intensités.

Dans des cas exceptionnels sans être rares, les douleurs sont plus intenses et se prolongent davantage, très rarement assez vives pour constituer une contre-indication ; il y a, dans ces cas, une intolérance qui généralement s'atténue avec le temps. A quoi tient cette intolérance relative ? Opérant avec des intensités positives supérieures aux nôtres, Apostoli l'a attribuée à l'existence d'affections des annexes, au diagnostic desquelles elle offrirait d'utiles contributions, et à des affections de voisinage dont le rôle serait analogue. Je crois qu'il est encore à ces susceptibilités des causes plus générales, et je les ai rencontrées quelquefois chez des sujets que j'ai pu suivre des années sans rien pouvoir noter du côté des annexes de l'utérus, de l'intestin ou de la vessie. Il faut alors admettre, du côté du système nerveux, des caprices de sensibilité, des variations de la facilité de la transmission des excitations et des inhibitions, qui peuvent amener ces déséquilibrations sensitives sans représenter des états maladifs proprement dits.

La voltaïsation par hautes intensités — qui, pour moi, commencent à 60 ou 80 ma. — m'a paru plus douloureuse qu'il n'est admis. Est-ce parce que j'emploie la voltaïsation négative? Les comparaisons des deux polarités que j'ai pu faire avec des intensités faibles ne m'en ont pas donné l'impression. Au delà de 50 ma., je ne trouve pas non plus, après la séance, cette impression de mieux-être que laissent d'ordinaire les applications qui ne dépassent pas 30 ma.

Facilités de la cure. — Il est, dans le parallèle que j'esquisse ici entre deux méthodes de traitement des fibromes, des conditions accessoires, d'importance très secondaire, négligeables au point de vue spéculatif, mais dont on est obligé de tenir compte dans une pratique dont elles décideront parfois l'économie : celles qui rendent, pour certaines malades, plus ou moins *facile* une cure qui sera presque toujours de longue durée, qui sera très longue si l'on veut la pousser jusqu'au bout.

Le traitement par mes injections iodurées réclame trois séances par semaine. Après chacune, je demande aux patientes de dix à vingt ou trente minutes de repos horizontal; après quoi je leur recommande, pour le reste de la journée, un repos relatif : éviter les grandes courses en voiture ou à pied, les dîners en ville, le théâtre. Le lendemain, elles sont bien, et tout à peu près leur est permis.

Avec la voltaïsation électrolytique, positive ou négative, d'une durée de cinq minutes, par 30 ou 40 ma. avec électrode protégée, je fais encore trois séances par semaine, et laisse partir les malades dès après la séance, qui, loin de les fatiguer, les a généralement soulagées. Liberté de disposer comme elles l'entendent du reste de la journée. Comme avec les injections, on obtient ainsi, dans un temps qui varie entre trois et six mois, une amélioration qui peut aller jusqu'à un semblant de guérison ; mais, ici encore, la cure complète demande plusieurs années.

Avec les intensités négatives caustiques, de 40 à 60 ou 80 ma., je dispense en général les malades du repos post-opératoire, leur conseillant seulement d'éviter ce jour-là les fatigues, comme après l'injection.

Elles ne sont plus « légères » comme après les séances non caustiques et gardent souvent le ventre « lourd et embarrassé » pendant un jour ou deux. Les séances sont répétées tous les huit ou dix jours ; la cure est peut-être un peu plus rapide qu'avec la voltaïsation simplement électrolytique.

Après les séances de chimicaustie à grande intensité positive, Apostoli a conseillé une heure de repos horizontal. Les observations que j'ai parcourues fournissent peu de renseignements sur la limite de durée des cures subjective ou complète.

Ces considérations de la perte de temps qu'entraîne le traitement peuvent prendre une importance très appréciable chez la malade de peu de loisirs, et il m'est arrivé de conseiller l'hystérectomie, qui guérit en deux ou trois septénaires quand elle réussit, à des malades que j'en eusse détournées si elles avaient pu consacrer le temps qu'elle exige à une cure sans risques.

Complications kystiques et sarcomateuses. — L'utilité de l'intervention voltaïque dans la cure des fibromes utérins étant établie d'une manière générale, la pratique devait conduire à se poser chaque jour des questions accessoires.

Je viens d'examiner sommairement quelques-unes de celles qui concernent les procédés ; une intéressante communication de Le Bec et Apostoli (1) a touché à un point qui méritait un examen à part, point qui n'avait été jusque-là abordé qu'à la légère et tranché sur de simples conjectures. Il s'agit de la contre-indication qu'opposerait aux prétentions voltaïques l'existence de fibromes kystiques. Nos confrères avaient nettement conclu, non seulement contre l'opportunité de pareilles tentatives, mais contre la possibilité de leur succès. Je me demande, tout en adhérant à leur première conclusion, si la seconde est sans appel.

A une époque où la chirurgie abdominale était loin de présenter les sécurités que lui a faites l'antisepsie, j'avais songé à attaquer les kystes de l'ovaire par la création, au moyen de la chimicaustie négative, de fistules abdominales permettant d'y pénétrer et de les attaquer sur place par tous les moyens de destruction que suggéreraient l'esprit d'invention et l'expérience (2).

J'ai publié (3) l'histoire de mes premières tentatives dans une voie à laquelle j'ai renoncé de fait le jour où la laparotomie est devenue une opération courante, donnant une proportion de succès sur laquelle il avait semblé qu'on ne pût jusque-là pouvoir compter. Abandonnant l'idée d'attaquer couramment les kystes ovariques par la *chimicaustie tubulaire* (4), je n'avais pas complètement renoncé à utiliser celle-ci dans la cure des kystes utérins : à l'occasion d'une de mes malades, morte de péritonite à la suite de la rupture probable d'un kyste utérin, j'exprimais le regret de n'avoir pas énergiquement attaqué par la cavité utérine (5).

---

(1) *Bulletin de la Société d'électrothérapie*, 1894.
(2) *Traitement des kystes de l'ovaire par établissement d'une fistule permanente. (Comptes rendus de l'Académie des sciences*, 1878.)
(3) *Leçons cliniques*, XXI : *Ovariostomie.*
(4) *La cautérisation tubulaire. (Bulletin de thérapeutique médicale et chirurgicale*, 1879).
(5) *Leçons cliniques*, IX : *Traitement électrique des fibromes.*

Mais ce qui précède est antérieur à l'avènement de l'antisepsie systématique, et, le cas échéant, je n'hésite plus à conseiller l'hystérectomie, comme je le faisais d'ailleurs, mais plus timidement, à cette époque.

La réserve que je viens renouveler ici est toute spéculative : l'hystérectomie est nettement indiquée actuellement dans les cas de fibromes kystiques ; mais, à son défaut, devrait-on irrévocablement renoncer à l'hystérostomie ? Le succès est-il interdit à celle-ci ? Nos collègues le croient ; pour moi, je ne voudrais pas me prononcer sans de nouvelles épreuves, sans avoir notamment essayé des larges destructions chimicaustiques que permettrait la voltaïsation négative organisée en vue de ces destructions.

Il ne s'est agi jusqu'ici que de tumeurs bénignes ; serait-il permis d'espérer modifier par l'électrolyse, avec ou sans chimicaustie, des formations malignes, ou d'une malignité relative, progressives sans tendance à une généralisation fatale ?

Trois fois je me suis trouvé dans la nécessité de prendre charge, tant qu'elles purent venir chez moi, de malades affectées de cancers de l'utérus, qui ignoraient leur situation et auxquelles je faisais des « pansements » pour leurs « ulcérations ». Malgré la mauvaise réputation des cautérisations, — faites jusque-là au fer rouge quand on avait la prétention de détruire, au nitrate d'argent quand on se contentait d'un essai de nettoyage, — je m'adressai à la chimicaustie négative, énergique, à intervalles irréguliers, opérant au fond du spéculum avec l'olive d'un excitateur rectal, visant simplement la *toilette* des ulcérations avec un modificateur alcalin ; pansements au coaltar. Or, deux fois sur trois cas, je crus obtenir, tant que les malades purent venir chez moi, une sédation marquée des douleurs, une propreté plus grande des plaies, et, point qui me frappa surtout, une survie qui dépassa notablement mes prévisions, avec une facilité exceptionnelle de la locomotion jusqu'à une époque rapprochée de la terminaison.

Le souvenir des deux premiers cas m'engagea à tenter la voltapuncture par les deux pôles sur un fibro-sarcome kystique du bras (1).

Le résultat fut nul, et l'on dut en venir à une amputation, qui eut une issue malheureuse.

Aussi est-ce sans confiance dans le résultat que j'essayai la chimicaustie négative dans les deux cas dont les observations suivent.

OBSERVATION I

Trente-huit ans, une couche il y a seize ans.

1888, 1er décembre. — Métrorrhagies depuis six ans, très abondantes depuis huit mois, avec caillots ; anémie extrême ; ne quitte plus le lit. *Injections utérines iodurées.* Arrêt progressif rapide des hémorrhagies. Prompt retour de quelque force.

1889, mai. — Voyage en Sologne. Fièvre intermittente ; retour des hémorrhagies ; perte des forces ; intolérance alimentaire ; état général longtemps inquiétant.

Sulfate de quinine sans prompt résultat ; continuation des injections iodurées.

Novembre. — Rechute de fièvre intermittente ; la malade a, depuis six mois, beaucoup de peine à venir chez moi irrégulièrement ; aussi les injections ont-elles été négligées.

1890, 10 juin. — La tumeur (I, fig. 1) est notablement plus volumineuse qu'au début. Cessation des injections, qui sont devenues très douloureuses. *Chimicaustie voltaïque positive :* 60 ma., séance de neuf minutes. Le lendemain, métrorrhagie abondante, qui se prolonge pendant trois ou quatre jours ; douleurs de reins exceptionnellement fortes.

La malade, dont le mari est mourant, en province, fait alors une absence de trois mois, et revient émaciée, toujours fébricitante, toujours hémorrhagique. Les *injections* sont reprises, modèrent les hémorrhagies, mais sont très douloureuses.

---

(1) *Leçons cliniques*, p. 216.

1891, mars. — La tumeur a notablement diminué de volume (II, fig. 1); toujours assez régulièrement sphérique, elle remonte à peine à l'ombilic ; mais, vers son bord gauche, en A, elle est plus dure et adhère à la peau par une surface d'un centimètre et demi environ de diamètre.

Retour à la *voltaïsation utérine positive*, par une électrode protégée ; deux séances de cinq minutes par semaine, de

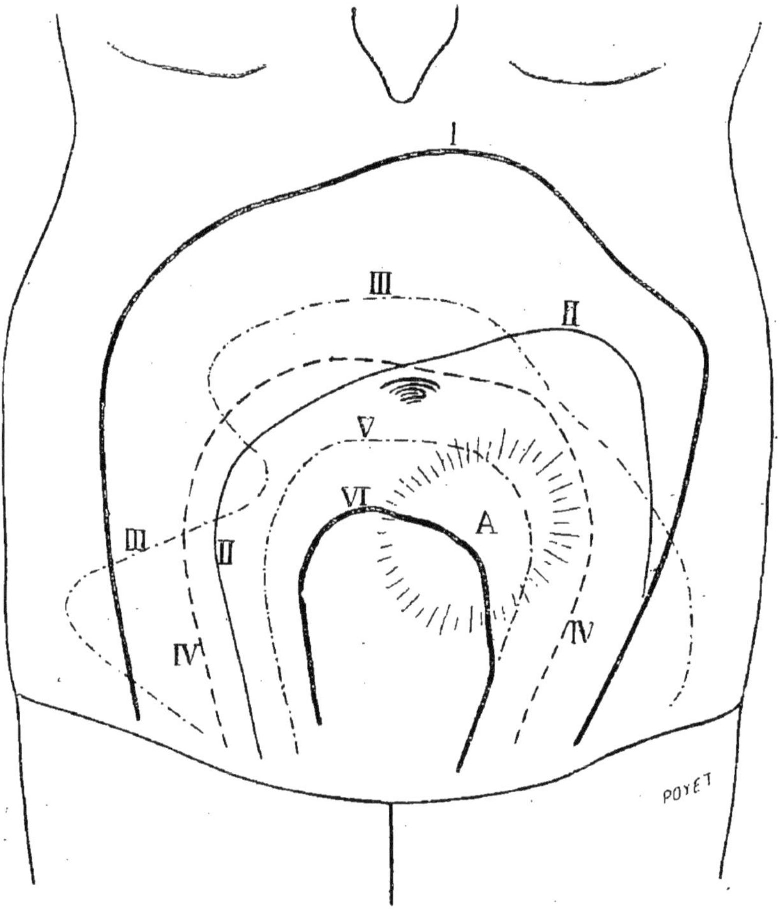

Fig. 3. — I, juin 1890. — II, mars 1891. — III, novembre 1892. — IV, avril 1894. — V, décembre 1895. — VI, octobre 1897. — A, l'adhérence, en mars 1892.

40 ma. Rapide amélioration de l'état général; persistance des pertes de temps en temps ; celles-ci consistent surtout en

masses fibrineuses (examen du Dr Vignal) abondantes et volumineuses.

1892, mars. — Je présente la malade à M. Tarnier. L'adhérence de la partie gauche de la tumeur à la peau dépasse en diamètre celui d'une pièce de cinq francs (A, fig. 1). M. Tarnier se pose la question de sarcome et adresse la malade à M. Reclus, jugeant indiquée l'opération radicale. M. Reclus estime que l'opération n'offre guère de chance de succès et la refuse.

Mai. — La malade me reste, et je vais la traiter par la *chimicaustie négative*. Une séance par semaine, soit trois par mois ; séances de cinq minutes par 60 — 80 ma.

Novembre. — L'étendue de l'adhérence A a notablement diminué. En même temps, la tumeur présente une étrange déformation. (III, fig. 1.)

1893, avril. — L'adhérence de la tumeur a cessé, et la peau glisse librement sur elle. L'état général, qui a commencé à se relever vers le début de l'année, est maintenant assez satisfaisant. Les hémorrhagies continues sont devenues des ménorrhagies de quatre ou cinq jours. Les caillots fibrineux, diminués d'abord, ont presque disparu.

1894, avril. — Encore des ménorrhagies, mais moindres ; évacuations aqueuses abondantes ; la paroi du ventre a un peu engraissé ; l'état général s'améliore lentement, mais progressivement. La forme de la tumeur s'est régularisée ; sa masse a diminué. (IV, fig. 1.)

1895, juin. — Depuis le commencement de l'année, l'état général est bon ; retour des forces. Les ménorrhagies ont diminué petit à petit. Voici trois ans que nous faisons trois chimicausties négatives par mois.

Décembre. — Même situation très satisfaisante. Les règles, réduites à une quantité à peu près normale, ont manqué en septembre ; elles sont devenues très douloureuses.

Des croquis de la tumeur ont été pris de loin en loin. Celui du début me manque, sans doute parce que le premier examen a été fait chez la malade, et un peu sommairement.

Juin 1890. — Tumeur sphérique s'élevant à 4 centimètres au-dessus de l'ombilic, après dix-huit mois environ de traitement par les injections iodurées, mais au cours d'une période d'aggravation notable de l'état général.

Mars 1891. — Tumeur toujours sphérique, à 1 centimètre au-dessus de l'ombilic.

Novembre 1892. —De forme très irrégulière, la tumeur a

diminué de hauteur au milieu et à gauche, augmenté à droite, où elle est crénelée ; augmentation de largeur totale. (Après vingt-trois mois de voltaïsation électrolytique positive.)

Avril 1894. — Après vingt-deux mois de chimicaustie négative : régulière, diminuée de volume ; celui-ci est revenu à peu près à celui de mars 1891.

11 décembre 1895. — Après quarante et un mois de chimicaustie négative, le ventre n'est plus bombé en pointe : la tumeur s'élève à 2 centimètres au-dessous de l'ombilic, assez régulière, sphérique, elle ne déborde plus la ligne médiane que de 8 centimètres de chaque côté. (V, fig. 1.) On sent bien encore que sa surface gauche est formée par une large plaque dure, elliptique, d'un grand diamètre vertical de 12 ou 13 centimètres, mais sans aucune adhérence à la peau. Du côté du col, rien à noter qu'un développement excessif de sa partie gauche. Les culs-de-sac sont tout à fait libres (1).

OBSERVATION II

Quarante ans. Nullipare.

Au retour d'une saison à Salins, où elle avait été envoyée pour une « tumeur utérine », a consulté Legroux, qui a conseillé l'hystérectomie, et, sur le refus de la malade de se laisser opérer, me l'a adressée.

1890, 8 novembre. — Fibrome dur, s'élevant à quatre travers de doigt au-dessus de l'ombilic (I, fig. 2), développé surtout au niveau de la face antérieure du corps, un peu à droite et en haut, il fait l'abdomen piriforme : le col est normal, l'utérus élevé ; au toucher debout, on croirait tout d'abord à une antéflexion ; malgré la dureté de la tumeur, ses contours sont peu nets et pâteux ; ménorrhagies abondantes avec caillots.

Traitement par mes *injections utérines iodurées*. Amélioration tout d'abord assez prompte de l'état général ; retour des forces, résolution de l'empâtement périutérin : les contours de la tumeur sont devenus nets. Diminution des ménorrhagies.

(1) Continuation de la chimicaustie négative à 60 ma., une séance par semaine. En 1896, la malade reste quatre mois sans venir. Hémorrhagie abondante. Reprise de la chimicaustie en mai. Très bien depuis ; la consistance de la tumeur est plus uniforme.

1897, 6 octobre, réduction de la tumeur au contour VI (fig. 1). Le ventre n'est plus saillant. La malade se considère comme guérie ; on continue néanmoins le traitement.

1891, 31 mars. — La tumeur ne s'élève plus qu'au niveau de l'ombilic; grande diminution à droite, moindre à gauche. (II, fig. 2.)

Attaque d'influenza; digitale et sulfate de quinine. Convalescence lente et laborieuse; vessie très irritable sans cystite. Les injections ne sont plus bien supportées, en raison, semble-t-il, de l'irritabilité de la vessie; on les cesse.

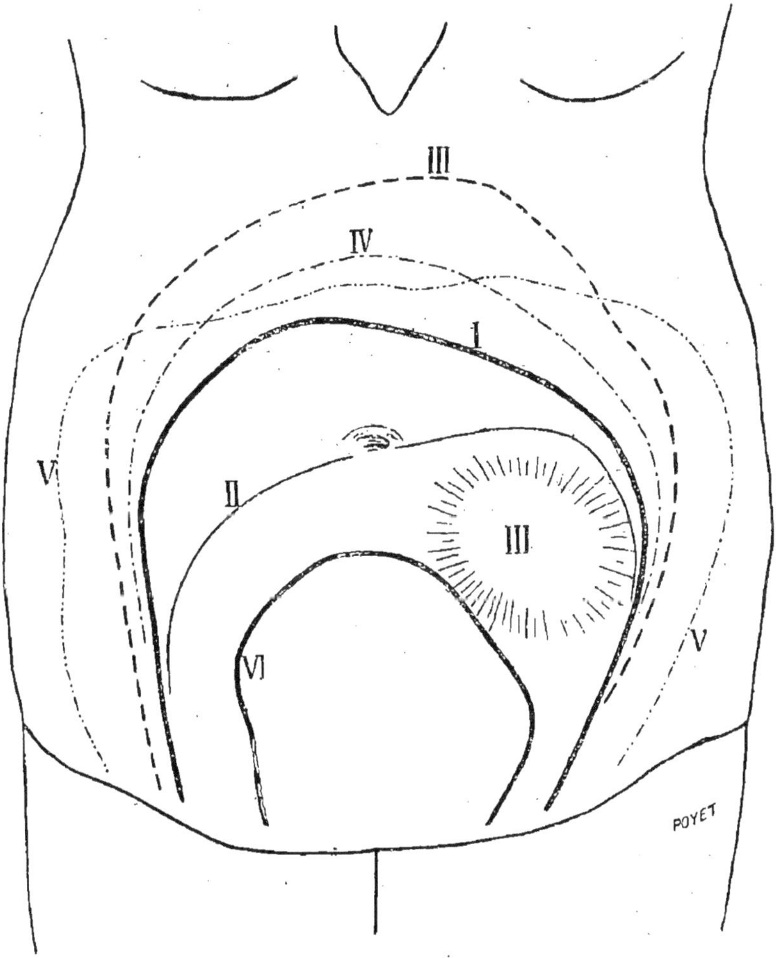

Fig. 2. — I, novembre 1890. — II, mars 1891.— III, octobre 1891. — IV, décembre 1892. — V, avril 1894. — VI, octobre 1897.

La *voltaïsation électrolytique positive*, par électrode protégée, est alors essayée. Bien que la vessie n'en soit pas défavorablement impressionnée, elle est médiocrement tolérée, et je ne puis faire accepter plus de 20 — 25 ma.

9 octobre. — La tumeur a augmenté de volume : elle s'élève à 2 centimètres environ plus haut que lors du premier examen (III, fig. 2) ; sa partie droite n'a pas changé ; la tumeur s'est développée surtout à gauche, où elle adhère à la peau sur l'étendue d'une pièce de deux francs. Retour aux *injections iodurées*, qui nous avaient réussi d'abord.

1892, 20 décembre. — Légère diminution en hauteur, sans changement sur les côtés (IV, fig. 2), proéminence du ventre plus accentuée ; l'adhérence de gauche dépasse maintenant la surface d'une pièce de cinq francs. Continuation des injections iodurées, irrégulièrement et avec lacunes. La malade ne veut toujours pas entendre parler d'opération.

1894, 23 avril. — Hauteur de la tumeur sans changement ; elle s'étale sur les côtés ; l'adhérence à la peau s'étend ; son contour est devenu irrégulier (V, fig. 2). État général moins bon.

Chimicaustie voltaïque négative, par 30 ou 40 ma., hebdomadaire, soit trois fois par mois.

1895, janvier. — Les adhérences de la tumeur à la peau ont disparu : la peau est tout à fait mobile sur la tumeur. Etat général bon.

En octobre, l'état général est meilleur que je ne l'ai encore vu : le volume de l'abdomen paraît très réduit. Cette situation est la même en novembre. A la visite du 16 décembre, l'abdomen apparaît volumineux, non plus piriforme avec saillie antérieure, mais sphérique. Le fond de la tumeur s'élève à 7 centimètres au-dessus de l'ombilic ; celle-ci est devenue à peu près sphérique, à fond un peu aplati. Latéralement, elle s'étend de chaque côté à plus de 12 centimètres de la ligne médiane ; jamais elle n'a paru plus volumineuse. Comment interpréter ce brusque changement ? Le traitement va continuer dans les mêmes errements. Au niveau des anciennes adhérences à la peau, à gauche, la surface de la tumeur est toujours libre ; ferme, mais à peine plus qu'à droite. En raison d'une suspension des règles en novembre et du peu d'abondance de celles de décembre, je me demande si des conditions congestives ne jouent pas un rôle important dans le brusque accroissement de volume de la tumeur. Aussi fais-je alterner les séances de chimicaustie avec deux séances de faradisation sacro-sus-pubienne, dont la première est suivie pendant vingt-quatre heures d'une très légère hémorrhagie. Je publierai ici les péripéties ultérieures de cette observation qui, dans l'état actuel des questions qu'elle soulève, me paraît exceptionnellement intéressante. (Janvier 1896) (1).

S'agit-il, dans ces deux observations, de fibro-sarcomes, comme tendraient à le faire admettre les réserves de M. Tarnier, basées sur l'adhérence de la tumeur à la peau, et l'abstention opératoire de M. Reclus? Quoi qu'il en soit, la voltaïsation caustique négative nous a donné là des résultats imprévus et certainement avantageux. Il nous manque, toutefois, de savoir ce qu'eût donné la chimicaustie positive; peut-être trouverait-on à se faire sur ce point une opinion probable en faisant des recherches dans la collection des documents internationaux dont Apostoli a commencé l'intéressante publication (2).

Conclusions. — La conclusion, au point de vue de la cure médicale des fibromes utérins, que comportent les pratiques réalisées jusqu'à ce jour, serait qu'il n'y a pas lieu, au moins maintenant, d'arrêter une ligne de conduite générale invariable. Et, tout d'abord, les considérations qui feront incliner tantôt vers une cure médicale, tantôt vers une solution chirurgicale, sont de celles que l'expérience modifie ou amende chaque jour. Depuis que les moyens médicaux que nous venons de passer en revue ont été mis à l'épreuve, les procédés chi-

---

(1) Ces applications alternantes voltaïques et faradiques amènent une diminution progressive, mais lente, du volume de la tumeur. En avril 1896, la malade cesse de venir pendant quatre mois. Nouvel accroissement de la tumeur, qui, en août, est revenue sensiblement aux dimensions V de la figure 2; en même temps, l'abdomen est devenu un peu douloureux. Alors survient une hémorrhagie abondante à laquelle on oppose la chimicaustie négative; celle-ci est répétée, à 40-50 ma., à peu près toutes les semaines jusqu'en octobre 1897. Le ventre est alors revenu à un volume normal, et la tumeur présente une énorme réduction (VI, fig. 2) : elle ne s'élève plus qu'à 5 centimètres au-dessous de l'ombilic, s'étendant latéralement, à droite à 3,5, à gauche à 4 centimètres en dehors de la ligne blanche.

Cessation conditionnelle du traitement.

Revu la malade en janvier 1898 : même état, très satisfaisant.

(2) *Travaux d'électrothérapie gynécologique. Archives semestrielles*, t. I, 1894.

rurgicaux ont fait des progrès dont il serait puéril de ne pas tenir compte.

La préférence une fois accordée, dans un cas donné, à un traitement médical, nous avons aujourd'hui à faire un choix entre les injections utérines iodurées et la voltaïsation; et, si l'on s'arrête à ce dernier parti, entre les procédés simplement électrolytiques et ceux où l'électrolyse est accompagnée de chimicaustie. Il ne me paraît pas encore possible de formuler des conditions générales établissant la supériorité absolue de l'une ou de l'autre méthode, de l'un ou de l'autre procédé; nous sommes ici sur un terrain où les indications sont, pour une trop large part, individuelles.

Parmi les procédés qui relèvent de la voltaïsation, les fouilles que j'ai reprises dans mes notes et observations depuis ma publication dans la *Revue des Sciences pures et appliquées* me conduiraient, dans les cas au moins où il est urgent d'agir vite, à donner aux procédés chimicaustiques la préférence sur les procédés simplement électrolytiques. Dans les procédés chimicaustiques, mes préférences sont pour la voltaïsation négative, tout en convenant que les épreuves comparatives qui pourraient suffisamment les justifier font encore défaut. Je crois, enfin, regrettant toujours l'absence d'épreuves systématiques, à l'utilité de l'exutoire à demeure que réalise l'escharification, et à l'utilité plus grande, au point de vue de la résolution, de l'escharrification négative ou alcaline. Cette dernière présomption me paraît découler de l'examen comparatif que j'ai fait autrefois des cicatrices succédant aux eschares chimiques, dures et rétractiles après les cautérisations acides, molles et non rétractiles après les cautérisations alcalines (1).

Enfin, je suis embarrassé de justifier ma préférence générale pour le traitement par les injections iodurées. J'ai dit

(1) L'*Ami des Sciences*, 1862, et Campos Bautista et Palomèque, thèses de Paris, 1870.

plus haut qu'elle se fondait sur l'impression qu'il donnait moins de « ratés »; mais, si c'est vrai pour un temps où la voltaïsation utérine cherche encore un peu sa voie, ce pourrait ne l'être plus dorénavant.

Dans le Mémoire auquel cette communication fait suite, je me défendais de la prétention de trancher la question de la voltaïsation utérine, dont je m'étais seulement attaché à établir la situation. Le parallèle que je viens d'esquisser n'a pas une autre portée; j'y ai cherché à établir les situations respectives actuelles de deux méthodes dont l'une a pu faire oublier son aînée, qui n'avait jamais d'ailleurs eu grande notoriété. Il est bon, je crois, de faire de loin en loin de ces inventaires, afin d'éviter, au moins dans la mesure de l'utile, qu'une innovation, toujours heureuse en ce qu'elle ajoute à nos moyens d'action, fasse perdre le bénéfice d'un acquis antérieur dans lequel tout n'est pas à sacrifier.

J'avais, dans l'article que je rappelle, indiqué d'autres points réservés, ceux-ci touchant à des tentatives toutes récentes, à la cure des fibromes utérins par la voltaïsation sinusoïdale, par les applications faradiques ou inductrices des courants alternatifs de haute fréquence, par des procédés divers d'électrolyse médicamenteuse interstitielle. Avant de songer à risquer une appréciation sur l'avenir de ces acquisitions, annoncées, mais encore trop peu expérimentées, il y avait lieu de chercher à s'orienter dans les faits aujourd'hui acquis; plus tard, nous aurons sans doute l'occasion de reprendre, en élargissant son cadre, la question de thérapeutique que j'ai agitée aujourd'hui.

FIBROME UTERIN VOLUMINEUX

KYSTE OVARIQUE OU UTÉRIN ?

TRAITEMENT MÉDICAL COMPLEXE. — GUÉRISON (1)

Dans mes *Leçons cliniques sur les maladies des femmes* (1883), j'ai eu à examiner successivement deux ordres de médications à opposer aux tumeurs fibreuses de l'utérus : les applications médicamenteuses intra-utérines, notamment les injections pâteuses de savon ioduré, que j'y emploie depuis une vingtaine d'années (2), — et divers procédés d'électrisation, plus spécialement de voltaïsation.

Parmi ces derniers, ceux par voltapuncture (Ciniselli, Cutler) avaient donné des résultats qui établissaient d'une manière générale l'efficacité de la méthode, tandis que les essais de voltaïsation par électrodes mousses (Aimé Martin) permettaient d'en attendre les bénéfices de procédés moins offensifs que ceux primitivement employés. Depuis, la pra-

(1) *Bulletin général thérapeutique médico-chirurgicale,* novembre 1896.

(2) Une nouvelle classe de topiques intra-utérins; traitement des fibromes interstitiels. *Gazette obstétricale,* 1878; *Bulletin de thérapeutique médicale et chirurgicale,* 1880. V. ci-dessus.

tique de mon élève et ami Apostoli avait fait faire à la question un grand pas dans la voie ouverte par Aimé Martin : si les procédés et dosages restaient matière à discussion, la méthode était acceptée. Aussi, dans des examens que j'ai eu à en faire récemment (1), n'ai-je eu à discuter que des nuances de procédés. Si j'ai pu y regretter que les épreuves auxquelles la méthode a dû de se vulgariser n'aient pas été poursuivies dans un esprit suffisamment « expérimental », je dois reconnaître qu'en clinique l'expérimentation, portant sur des cas qui ne sont qu'accidentellement et rarement comparables entre eux, offre des difficultés spéciales. Pour échapper à ces difficultés, on a imaginé de recourir aux statistiques ; mais les renseignements qu'elles peuvent fournir ne concourent que pour une bien faible part à former les opinions d'un praticien quelque peu observateur. C'est par les succès dans des cas défavorables qu'on acquiert la notion de ce que peut donner une méthode ; c'est par les insuccès qu'on est conduit à en limiter le champ ou à en perfectionner les procédés. Aussi crois-je que la relation d'observations choisies peut offrir de l'intérêt, et être la plus propre à guider la pratique, alors que la statistique, qui a pu donner une impulsion, est insuffisante à la diriger.

Observation. — Mme F..., couturière, cinquante et un ans, d'une santé excellente jusque-là, a vu, depuis quelques années, son ventre grossir. Elle ne s'en est inquiétée que lorsque ce développement abdominal l'a rendue incapable de travailler, a progressivement altéré son état général de santé, et en est arrivé à rendre la respiration difficile.

Elle se rendit alors à la consultation d'un éminent chirurgien, qui n'aurait pas jugé le cas opérable avec chances suffisantes de succès, et conseilla un ensemble de moyens pallia-

---

(1) La voltaïsation utérine ; chimicaustie et électrolyse dans le traitement des fibromes (*Revue générale des Sciences pures et appliquées*, novembre 1894). — Traitement médical des fibromes utérins. Examen comparatif des méthodes et procédés (*Archives d'électricité médicale*, janvier 1896). — Note sur l'hémostase électrique et ses applications en gynécologie (*Société d'électrothérapie*, mai 1896).

tifs desquels la malade ne retira que passagèrement un peu de soulagement. Un autre chirurgien des hôpitaux, qu'elle consulta ensuite, lui promit l'opération, mais en l'ajournant à six mois. C'est alors qu'elle me fut amenée, dyspnéique, émaciée, tout à fait incapable de fournir les six mois d'attente demandés.

1884, 4 février. — Malgré l'extrême maigreur de la malade, les circonférences du tronc sont, à l'épigastre, au niveau de l'ombilic, et 5 centimètres plus bas, de 94, 106 et 114 centimètres.

La palpation et le toucher me font admettre l'existence de deux tumeurs distinctes, d'inégale consistance (I. Figure). L'une, très ferme, est manifestement l'utérus fibreux, remontant, sur la ligne médiane, un peu au-dessous de l'ombilic, à gauche, un peu plus haut. L'autre, plus molle, remontant jusqu'à deux travers de doigt au-dessous de l'appendice xyphoïde, me paraît ne pouvoir être qu'un kyste ovarique. L'orifice utérin, à peine accessible au doigt, est à gauche et très relevé, sur un fond dur et effacé. En arrière de ce plateau dur, on sent une tumeur obscurément fluctuante.

J'attaquerai d'abord par volta-puncture la tumeur postérieure, estimant cette manœuvre la plus propre à atténuer la tension abdominale et les troubles digestifs et respiratoires, phénomènes les plus prochainement menaçants ; peut-être aussi l'orifice utérin en deviendra-t-il plus accessible.

22 février. — Je fais venir la malade dans mon voisinage, pour attaquer d'abord par volta-puncture la tumeur supérieure, au niveau de la saillie qu'elle fait dans le cul-de-sac vaginal postérieur. Celle-ci est ponctionnée, un peu à gauche, presque immédiatement en arrière de la masse dure qui appartient à l'utérus. Le trocart a 4 millimètres de diamètre ; il est enfoncé de 7 centimètres ; puis je lui substitue, dans sa canule, le mandrin qui servira d'électrode négative. Circuit largement fermé sur l'abdomen. Séance de chimicaustie de 38 minutes, dont 30 au régime de 45 milliampères.

Le reste de la journée se passe bien ; la malade se lève le lendemain et peut retourner chez elle le surlendemain. Quant au liquide de la tumeur, je n'en ai pas évacué au moment de l'opération ; c'est petit à petit qu'il s'écoulera les jours suivants, sans que toutefois le volume de l'abdomen en soit sensiblement modifié.

4 mars. — La malade a souffert pendant quelques jours de « pesanteurs dans le ventre » ; depuis deux jours, elle est bien, et « perd en blanc comme du pus ». Cathétérisme par l'orifice artificiel, à 9 centimètres de profondeur ; issue de sérosité et d'un peu de sang non mélangé; injection de savon ioduré dans la cavité.

6 mars. — L'écoulement du liquide a augmenté. Injection savonneuse iodurée.

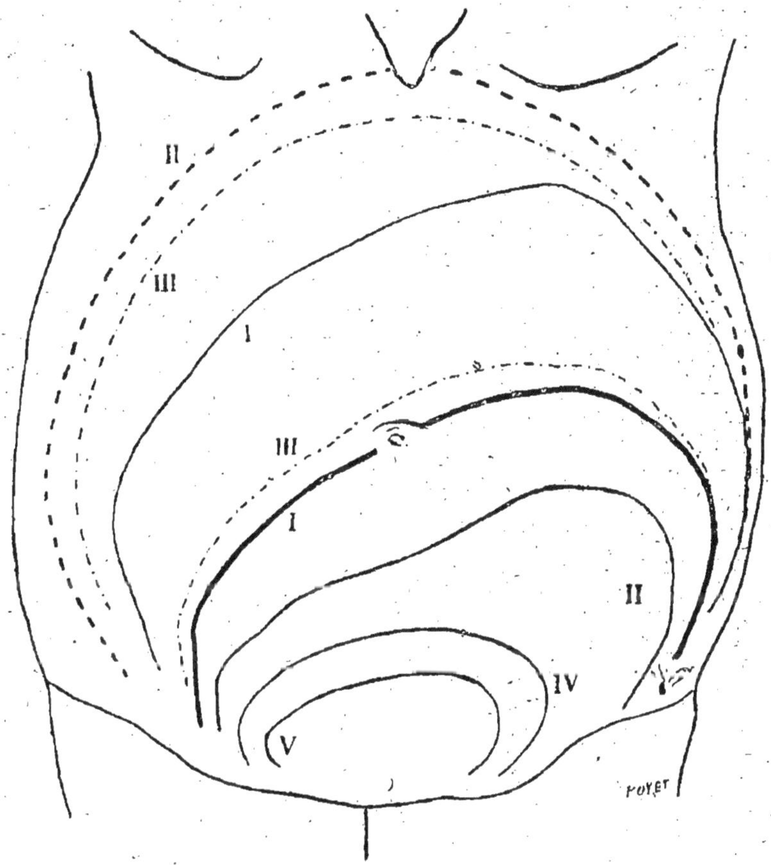

Contours des tumeurs lors des divers examens

I, utérus et kyste, février, 1884; — II, *Idem*, mars 1886; — III, *Idem*, octobre 1886; — IV, utérus, février 1890; — V, *Idem*, juin 1891.

10 mars. — Chimicaustie négative par l'électrode olivaire sur manche isolé, enfoncée à 11 centimètres. Séance de 10 minutes par 20 milliampères, — à reprendre avec un mandrin nu.

14 mars. — Douleur dans l'hypochondre droit; — c'est le gauche qui jusque-là était quelquefois sensible. La marche est plus difficile : un peu parétique. Faradisation par un mandrin engagé dans la fistule opératoire ; circuit fermé sur l'abdomen.

25 mars. — Règles ; abondantes, comme d'habitude. Injection savonneuse iodurée. Après les règles, le volume de l'abdomen est notablement moindre. La malade urine mieux et plus rarement.

2 avril. — Chimicaustie négative par longue électrode conique ; séance de 10 minutes par 25 milliampères.

21 avril. — Nouvelle séance de chimicaustie, dans les mêmes conditions.

L'état général de la malade est transformé ; sa santé est aujourd'hui parfaite ; retour d'un certain embonpoint ; teint clair.

Continuation du traitement consistant en injections savonneuses iodurées par la fistule. Celle-ci, malgré quelques séances de chimicaustie (trop faibles) tend à s'oblitérer.

A la fin de décembre (1884), l'orifice utérin est devenu accessible : il permettra désormais le traitement du fibrome par les injections iodurées intra-utérines. Enfin il admettra, dans quelques semaines, un cathétérisme à 20 centimètres de profondeur. Des doutes me viennent alors sur l'exactitude de mon premier diagnostic : la tumeur que j'ai considérée comme un kyste ovarique pourrait bien n'être qu'une loge périphérique très développée d'un utérus fibro-kystique. Quant à l'orifice opératoire, situé actuellement à 3 centimètres en arrière de l'orifice utérin, il est fermé.

A partir de ce moment, le traitement consiste en deux ou trois injections par semaine, dans l'utérus, de savon ioduré ; à l'approche du retour attendu des règles, une séance de faradisation abdomino-utérine. Ce traitement sera continué jusqu'en juillet 1886.

Mais, une fois la fistule opératoire oblitérée, la tumeur supérieure — kyste ovarique ou kyste utérin — recommence à grossir. A la fin de mars 1886, elle a notablement dépassé son développement primitif (II, Fig.). Sa partie inférieure n'est plus accessible par le vagin ; il n'y a plus lieu de songer à reprendre la volta-puncture de 1884. Je me demande si je n'essaierai pas d'atteindre la collection à travers l'utérus aujourd'hui accessible ; mais j'hésite, l'état général se maintenant très satisfaisant : je dois, d'autre part, faire prochainement une absence de trois mois ; l'exécution du projet est ajournée.

1886 octobre. — A mon retour, je trouve le kyste un peu diminué ; l'utérus a grossi (III, Fig.) ; l'état général est toujours bon. Mais le col utérin a remonté à gauche ; il est maintenant inaccessible aux instruments.

Pendant les trois années qui ont suivi, j'ai fait et abandonné une série de projets, continuant, à raison de deux par semaine, des injections iodurées qui se faisaient au jugé et ne pouvaient, le plus souvent, se loger que dans le cul-de-sac gauche, l'orifice cervical étant à peine accessible au doigt sur lequel était dirigée la sonde et qu'il fallait retirer à un moment donné pour permettre à celle-ci d'avancer plus loin. Durant ctte période, règles régulières, peu douloureuses, peu abondantes.

1889, novembre. — La tumeur kystique, qui remplissait la cavité abdominale en 1886, a disparu petit à petit complètement. La tumeur utérine a beaucoup diminué. Je songeais à l'attaquer par l'électrolyse vaginale — sans chimicaustie — lorsque, progressivement, l'orifice utérin est redevenu accessible. A partir de novembre 1889, les injections utérines ont été reprises ; elles ont été faites irrégulièrement, Mme F..., tout à fait bien portante, venant de se remarier, et ayant eu, de ce chef, à accepter des servitudes et de grosses fatigues.

1890, 3 février. — Mme F..., qui a aujourd'hui 57 ans, et dont la santé ne laisse rien à désirer, a pris — ou repris — de l'embonpoint. La mesure des circonférences du tronc est réduite à 84,99 et 104 centimètres, ce qui représente une diminution considérable si l'on tient compte de l'embonpoint actuel, alors que les mesures initiales avaient été prises à une époque d'émaciation extrême.

La tumeur utérine, plus difficile à délimiter en raison de l'épaisseur de la paroi abdominale, a considérablement diminué depuis quatre ans (IV, Fig.). Le canal cervical, maintenant accessible, ne se laisse pas aisément pénétrer au delà de 2,5 centimètres; mais la chimicaustie négative permettra, s'il y a lieu de l'utiliser, de prolonger la voie.

4 février. — Chimicaustie voltaïque par l'orifice cervical avec électrode conique. Séance de 15 minutes par 60 milliampères, répétée à intervalle d'une semaine.

22 février. — Ayant à présenter à M. Tarnier quelques malades dont nous suivons les observations, je fais venir celle-ci. « Col au milieu de l'excavation ; tumeur grosse comme une orange; diverticulum du côté de la face antérieure du pubis. » Le tracé IV de la figure répond à cet examen. M. Tarnier estime que, vu l'âge de la malade, une plus grande réduction de la tumeur ne prouverait rien en faveur des moyens thérapeutiques qu'on pourrait y employer, et qu'en présence de son état de santé parfait et d'une ménopause sans retentissement, on doit la tenir pour guérie.

Je la garde néanmoins en observation, lui faisant irrégulièrement des chimicausties cervicales, toujours négatives, de 6 minutes, à 50-60 milliampères.

1891, 20 juin. — La tumeur est devenue un moignon (V, Fig.). On sent l'orifice du col, imperméable à une sonde mousse. Exeat.

Le mariage avec un homme à nourrir a fait à Mme F... une vie très dure. Ayant dernièrement fait demander de ses nouvelles, j'ai appris que, honteuse de sa misère, elle n'avait plus osé venir chez moi, et qu'enfin elle était morte, vers la fin de 1895, dans une crise d'asthme (?).

Au point de vue des symptômes, — hémorrhagies et douleurs, — qui amènent le plus souvent les malades à nous consulter, cette observation n'offre rien à noter que leur bénignité relative. Elle est plus intéressante au point de vue de l'influence de la cure sur l'état général; celui-ci était déplorable; et, de ce côté, l'amélioration, une amélioration complète, a été extrêmement rapide. Je ne sache pas, d'autre part, d'observation plus démonstrative de la possibilité, encore quelquefois contestée, de la régression.

Mais le point le plus curieux est la guérison du kyste. Je ne crois pas qu'on ait jamais admis la guérison spontanée des kystes ovariques ou utérins ; tout au plus en a-t-on vu rester un temps stationnaires. De quelle nature était celui-ci ? — Je l'avais cru d'abord ovarique ; mais j'ai incliné ensuite à le croire utérin. Si cette dernière vue était exacte, une question importante se poserait à l'endroit de l'observation ci-dessus : celle de la curabilité, non encore admise, de certains fibromes kystiques au moins, par un traitement médical.

NOTE

SUR L'HEMOSTASE ÉLECTRIQUE

ET SES

APPLICATIONS EN GYNÉCOLOGIE[1]

La discussion depuis longtemps projetée sur l'hémostase utérine a été ouverte par une communication de mon ami Apostoli, qui nous a retracé avec une grande netteté l'histoire de ses impressions et observations. L'enquête ne pouvait être mieux engagée ; et il m'était difficile, avec des vues qui s'écartent notablement de celles qui vous ont été exposées, de résister à la tentation d'intervenir.

Et tout d'abord je crois qu'il y avait inconvénient, en présence d'un sujet qui ne pouvait manquer de mettre en cause des questions générales, à trop restreindre le champ d'une communication qu'on ne saurait limiter à volonté, et à s'en tenir à l'hémostase qu'Apostoli appelle encore *Galvanique*, et que vous me permettrez d'appeler *Voltaïque*.

C'est ainsi qu'a été éliminée l'hémostase obstétricale, — qu'on pourrait demander aux procédés *voltaïques*, mais qui trouve surtout dans la *faradisation* son moyen héroïque. Or, il me paraît important de la retenir, ne fût-ce qu'en raison des assises qu'elle peut fournir à l'interprétation du méca-

---

(1) Société d'Électrothérapie, 1896.

nisme des autres moyens. Ces réserves, que je fais pour la *faradisation*, je les ferai aussi pour la *galvanisation*. Elle a été à peine essayée jusqu'ici, en raison surtout de la moindre commodité de son application; mais je la crois appelée à rendre des services dans des cas que conduira plus tard à préciser l'examen comparatif qui me semble la principale raison d'être de nos recherches actuelles, et en vue duquel nous ne saurions retenir trop de données.

Ces réserves posées, j'essaierai de m'en tenir aujourd'hui au point sur lequel a plus particulièrement insisté notre collègue; seul point, je crois, sur lequel mes vues s'éloignent maintenant notablement des siennes: celui du rôle de l'orientation des courants voltaïques, dont, suivant lui, l'action serait hémostatique au pôle positif, hémorrhagique au pôle négatif.

Sans aller jusqu'à attribuer une action identique aux deux pôles, je ne saurais admettre, ni que la question de leur différence d'effets puisse être tranchée par une formule aussi simple, ni que l'hémostase voltaïque puisse être expliquée par des arguments aussi exclusivement chimiques que ceux invoqués dans la communication qui a suscité la mienne.

Dans les conditions où nous opérons, dans celle au moins où j'opère, — avec des courants de 30 à 80 ma. appliqués durant cinq à dix minutes, tantôt avec, tantôt sans cautérisation, — les deux pôles m'ont paru hémostatiques. Hémostatiques dans des mesures inégales ? — peut-être ; dans des modes différents ? — bien qu'on doive être *a priori* porté à l'admettre, j'hésiterais à le faire sans preuves, au moins dans les conditions opératoires actuelles. Ces hésitations sont permises alors que l'appréciation des résultats d'ensemble offre déjà, en clinique, des difficultés autorisant des interprétations contradictoires. J'aurai suffisamment indiqué l'ordre d'idées, surtout physiologique, dans lequel me paraissent devoir être étudiées ces conditions, lorsque j'aurai dit qu'après avoir trouvé les deux pôles hémostatiques d'une manière générale, je les ai, dans des conditions cliniques différentes, bien entendu, trouvés tous deux emménagogues.

La pratique de la voltaïsation polaire positive n'est pas, ou n'a pas été d'abord, en matière d'hémostase, une pratique empirique : elle a trouvé un point de départ rationnel dans des vues physico-chimiques bien définies par Ciniselli, vues qui m'avaient d'abord séduit, que paraît encore partager Apostoli, mais dont la valeur m'est, depuis une quinzaine d'années, devenue suspecte. C'est ce côté théorique, préliminaire, de la question que je voudrais aborder, en m'excusant de la place que j'aurai à faire à des citations dans une discussion qui en réalité remonte loin, et où j'ai dû garder trop longtemps la parole, sans rencontrer de contradiction, il est vrai, mais aussi sans persuader (1).

A propos de la voltaïsation positive, je disais, il y a deux ans :

« Tout ne me paraît pas devoir être accepté sans réserves dans une pratique devenue courante, et dans les raisons d'agir sur lesquelles elle s'est assise. L'électrolyse sépare des liquides organiques des caustiques acides et alcalins, autrefois distingués en *coagulants* et *fluidifiants* ; est-ce sur cette tradition qu'Apostoli s'est basé pour déclarer que la voltaïsation positive était hémostatique, tandis que la négative serait hémorrhagique ? Celà me paraît probable (2). »

La récente communication de notre collègue justifie, il me semble, mon impression que c'était bien sur cette distinction entre les vertus chimiques des caustiques qu'étaient basées les « prévisions théoriques » qu'aurait « pleinement réalisées » l'épreuve clinique.

Sur le point de fait, je vous ai laissé entrevoir mon désac-

(1) Conférences sur l'Electrothérapie à l'Exposition universelle d'électricité de 1881 (*Lumière électrique*, 1882), et Electrologie médicale, Chirurgie (*Presse médicale*, 1895).

(2) La Voltaïsation utérine. (*Revue des sciences pures et appliquées*, 1894.)

cord avec Apostoli : sa formule me paraissait au moins trop générale et trop exclusive. Sur le terrain des interprétations, je reprocherai encore trop de simplicité à des vues théoriques que le labeur du clinicien et la verve du professeur ont largement contribué à maintenir en une faveur que, depuis longtemps, elles ne me semblent plus mériter.

L'ancienne distinction des caustiques en coagulants et fluidifiants, les premiers acides, les seconds alcalins, était fondée sur l'aspect offert par les eschares qui suivaient leur application. Durant mon externat à l'hôpital des Enfants (1853), où se faisaient les applications les plus variées de cautérisations potentielles et actuelles, j'avais noté à l'amphithéâtre que ces caractères des eschares se retrouvaient dans les cicatrices, molles et souples quand elles provenaient de cautérisations alcalines, dures et rétractiles à la suite des cautérisations acides et de la cautérisation actuelle. Ces observations ne furent publiées sommairement qu'en 1862 (1) ; elles furent reprises avec suite et confirmées par Campos Bautista et Palomeque dans une étude histologique de la question (2).

Ces actions des acides et des alcalis se retrouvent dans la chimicaustie voltaïque ; nous le savons clairement depuis Ciniselli (1861). Il s'agit là d'actions secondaires sur les tissus. Font-elles prévoir une action hémostatique? — Oui ; car la cautérisation actuelle au moins, cautérisation acide, est tenue pour un hémostatique notable depuis Ambroise Paré. Mais, point d'une importance capitale dans le débat actuel, cette action caustique secondaire, hémostatique pour les deux pôles, ne serait qu'exceptionnellement nécessaire à l'hémostase.

Après l'action des deux pôles sur les tissus par l'intermédiaire des liquides, examinons les actions sur les liquides.

---

(1) *L'Ami des Sciences*, 1862, et *Gazette médicale de Paris*, 1863.
(2) Campos Bautista, thèses de Paris, 1870.

Quelles sont les conditions favorables à la coagulation du sang? — *In vitro*, nous avons tout d'abord la chaleur. Chez le vivant, celle-ci passe tantôt pour favoriser l'hémorrhagie, tantôt pour l'arrêter. En analyse clinique, la réaction à la chaleur la mieux constatée l'a été par Calliburcès : c'est la mise en contraction de la fibre musculaire lisse.

Les acides — quelques-uns au moins — coagulent l'albumine.

Ayant vu, dans des conditions sur lesquelles il ne s'est malheureusement pas nettement expliqué, de l'albumine liquide traversée par un courant voltaïque, Pravaz y constata une coagulation au niveau de l'électrode positive. Il partit de là pour conseiller, en 1838, de tenter la coagulation du sang dans les sacs anévrysmaux en y faisant pénétrer par des aiguilles un courant voltaïque. Petrequin, à qui l'on doit le premier succès obtenu par cette méthode, était parti des vues de Pravaz. Il est à remarquer toutefois que le procédé opératoire qu'il recommanda en 1845 est en désaccord avec la théorie de la coagulation par le courant. Il conseillait de mettre, dans la tumeur, les aiguilles en contact entre elles, autant que possible en croix. Or, ce dispositif aurait pour résultat de faire dépenser le courant dans la continuité du circuit métallique, d'échauffer les aiguilles, et de supprimer l'action chimique extérieure. Aujourd'hui, ce conseil ne me choque plus que parce qu'il est en contradiction avec les vues d'où partait son auteur ; je serais assez disposé à m'y rallier en pratique ; mais, s'il est bon, la théorie de Pravaz en reste singulièrement ébréchée.

C'est à Ciniselli qu'il appartint de formuler clairement la théorie de ces actions, les rattachant à la théorie de la chimicaustie, dont elles représentaient un cas particulier : on sait quelle large place ses travaux sur la cure électrolytique des anévrysmes tiennent dans son œuvre. Malgré la netteté de cette théorie, Ciniselli n'y conformait guère sa pratique : il a toujours, comme Petrequin, implanté dans la tumeur les deux électrodes.

Plus royaliste que le roi, je fus choqué de cette concession à l'usage, et conseillai, dans mon *Manuel d'électrothérapie* (1861), de n'introduire dans la tumeur qu'une aiguille ou que des aiguilles positives. Mon conseil finit par prévaloir, et fut généralemtnt suivi à partir de 1873. Je ne pus toutefois jamais y rallier mon ami Ciniselli, satisfait des succès qu'il continuait à obtenir en implantant les deux pôles dans la tumeur.

Des doutes me vinrent alors sur la parfaite légitimité de la théorie. Les succès que donnait la voltaïsation par aiguilles positives ne semblaient pas différer de ceux obtenus de l'action simultanée d'aiguilles de polarités opposées ; et l'on réussissait aussi par l'introduction dans les tumeurs de corps étrangers inertes, par leur transfixion à l'aide de fins sétons métalliques. Était-ce aller trop loin que de demander après cela quelle était, dans le résultat final, la part de l'action mécanique, et quelle était celle de l'action chimique ?

Pour lever ces scrupules ou les justifier, il fallait en appeler à l'expérience. J'ai décrit (1) les essais préliminaires, dans des éprouvettes, qui ont augmenté plutôt que dissipé mes doutes. La question n'est pas jugée par ces essais sommaires, préparation à d'autres serrant de plus près les conditions cliniques ; mais si leurs résultats devaient être confirmés par une expérimentation plus complète, c'est l'absence de fibrine dans des solutions, stagnantes d'ailleurs, qui devrait expliquer la divergence entre l'insuccès de mon électrolyse et les succès de la clinique. Mais alors la théorie de Pravaz et de Ciniselli, que j'avais si bien accueillie autrefois, serait ruinée.

D'autres épreuves, appelées à avoir plus de valeur dans l'espèce, seraient des expériences calquées sur celles de

(1) Coagulations, traitement des anévrysmes (*Lumière électrique*, 1882, et *Presse médicale*, 1895).

Poiseuille sur la vitesse d'écoulement, par des tubes capillaires, de sérum tenant en dissolution des modificateurs convenablement choisis. Ce n'est pas sur des renforcements acides ou alcalins qu'a opéré ce physicien, mais sur des diurétiques ; et les écarts observés par lui entre les accélérations et les ralentissements des écoulements ont été d'ailleurs peu considérables. Il serait toutefois intéressant de reprendre ce genre d'expériences, soit sur du sérum directement additionné de modificateurs chimiques, soit sur du sérum soumis à la voltaïsation pendant son écoulement.

Dans les laboratoires, on emploie couramment des sels alcalins pour empêcher le sang de se coaguler. C'est là peut-être l'argument de fait le plus favorable à l'opinion de la plus grande fluidité du sang alcalinisé. En dehors de ce fait et des assertions de Raspail, puis de quelques hydrologistes, nous n'avons pas d'expériences démonstratives de cette fluidité, ni surtout de la plus grande plasticité du sang acidifié.

Si donc les « prévisions théoriques » qui nous ont été communes ont dû paraître tout d'abord très légitimes, force nous est de reconnaître aujourd'hui qu'elles ne reposaient pas, en fait, sur des bases suffisamment solides.

J'ai indiqué autrefois (1) que les sphères de prédominance chimique électrolytique se pénétraient quand on agit d'une joue à l'autre. Il ne peut qu'en être de même de la cavité utérine à la surface abdominale ; et, en dehors bien entendu des phénomènes caustiques secondaires qui se produisent au niveau de la surface des électrodes, je n'attacherais qu'une médiocre valeur à la prédominance polaire dans les opérations qui nous occupent ici.

C'est par les phénomènes caustiques secondaires surtout

(1) *Manuel d'électrothérapie*, 1861.

que m'intéresse l'expérience instituée par Apostoli pour mettre en lumière les effets physiologiques des pôles voltaïques. Faisant, dans un champ très restreint, deux cautérisations simultanées, une acide sur une paroi cervico-utérine, et une alcaline sur la paroi opposée, il obtient le témoignage d'une différence dans les valeurs protectrices des eschares, différence qui n'avait pas, que je sache, été établie dans des conditions aussi comparables entre elles ; mais les deux applications polaires sont trop voisines pour établir quoi que ce soit en dehors d'affections de surfaces manifestement distinctes, et distinctes d'une façon tangible pour des raisons qui ne sont plus matière à discussion.

Dans les opérations de voltaïsation utérine, j'ai indiqué (1) de fermer le circuit ou sur l'abdomen, ou mieux dans un double pédiluve. En clinique, ce dernier dispositif est peu commode ; mais pour juger de la différence d'action des deux pôles, on ne peut faire moins qu'y recourir.

Après les hésitations et vicissitudes d'opinion dont je viens de retracer l'histoire, j'en suis arrivé à cette impression qu'en dehors de l'hémostase de surface, hémostase mécanique, d'étendue étroitement limitée, et d'importance accessoire dans le plus grand nombre des cas, le rôle de la voltaïsation dans l'hémostase générale doit être cherché moins dans l'influence chimique polaire, que nous connaissons, que dans des conditions physiologiques dont quelques-unes au moins peuvent être soupçonnées.

Je crois pouvoir aujourd'hui résumer mes impressions sur l'hémostase électrique dans les mêmes termes qu'il y a deux ans :

« Peut-être, à défaut d'expériences de laboratoire visant le fait dans des conditions suffisamment voisines de celles de la pratique, l'épreuve clinique fournirait-elle quelques données aux interprétations.

(1) *Revue des sciences pures et appliquées*, 1894.

« Les hémorrhagies les plus prochainement graves, les hémorrhagies « foudroyantes », sont surtout celles qu'on rencontre quelquefois en obstétrique. Contre elles, rien n'est efficace comme la *faradisation* utérine ; et l'arrêt a lieu souvent (toujours, si je devais m'en rapporter à ma pratique trop restreinte), au bout de vingt à trente secondes, définitif après une séance de trois minutes. Et cependant j'ai montré autrefois (1) que la faradisation en masse d'une région y active la circulation au point de rendre perceptibles au doigt, pendant la séance, des pulsations artérielles qui ne le sont pas normalement.

« Dans les hémorrhagies non obstétricales, dans celles du fibrome, la faradisation *courte* amène aussi un arrêt des hémorrhagies abondantes, arrêt peu durable toutefois, jamais définitif.

« Par quel mécanisme a lieu l'hémostase faradique? Evidemment par une action sur le système musculaire, immédiate ou médiate, peu importe pour le moment. Dans la voltaïsation, les choses se passent autrement. On n'a plus cette action variable, mécanique, sur les éléments musculaires et nerveux, mais on agit sur eux par modification de leur milieu chimique, qu'on acidifie ou qu'on alcalinise, — ou qu'on *instabilise*. L'antagonisme chimique des acides et des alcalis se révélerait-il sur ce terrain? — Oui, si l'acidification devait agir en produisant des coagulations, et si l'alcalinisation devait agir par dissolution. Mais c'est là une explication peut-être bien risquée : l'acidification du milieu, d'un milieu assez étendu, n'est généralement pas portée à un degré suffisant pour avoir pareil effet ; puis, c'est une acidification surtout chlorhydrique, qui ne coagule pas l'albumine ; enfin, la voltaïsation négative, qui, dans l'hypothèse que nous examinons, devrait être fluidifiante, est, le plus souvent, nettement hémostatique.

« Ne doit-on pas admettre ici que la modification chimique du milieu n'agit qu'indirectement, en sollicitant l'action des filets nerveux qui tétaniseraient les éléments musculaires? et la sollicitation de cette action nerveuse se produit ici comme *in vitro*, où l'on excite les nerfs soit par le contact d'une eau acidulée quelconque, soit, mieux encore, par le contact de la bile, qui est alcaline (2). » C'est par ce mécanisme électrolytique que, dans mes cours, j'expliquais l'*état galvanotonique*, de Remak.

(1) *Manuel d'électrothérapie*, 1861.

(2) La voltaïsation utérine. Chimicaustie et électrolyse dans le traitement des fibromes. (*Revue des sciences pures et appliquées*, 1894.)

Le mécanisme prochain de l'hémostase voltaïque se rapprocherait ainsi de celui de l'hémostase faradique. Et si l'hémostase voltaïque, moins rapide tout d'abord que l'hémostase faradique, est plus durable qu'elle dans le cas de détérioration nutritive des tissus, dans la plupart des hémorrhagies des fibromes notamment, cela pourrait, dans l'hypothèse d'une réaction physiologique à impulsion chimique, s'expliquer par le concours des phénomènes de dépolarisation, qui survivraient à la séance et la prolongeraient sans fatigue.

En résumé, deux ordres de phénomènes ont, en clinique, un rôle à jouer dans la voltaïsation utérine; les uns primitifs, *électrolytiques* ; les autres consécutifs, secondaires, *chimicaustiques.*

Du mécanisme physico-chimique de l'hémostase voltaïque, on peut dès à présent retenir l'obturation mécanique par les escharres. Celles-ci convertissent un tissu saignant en une masse désorganisée, molle ou ferme, plus épaisse dans le premier cas, protectrice dans les deux. L'expérience de voltaïsation caustique bipolaire d'Apostoli porterait à admettre que l'escbare fait d'autant mieux bouchon qu'elle est plus ferme. Une autre considération plaiderait, à ce point de vue, en faveur de l'escbare positive : sur les surfaces aisément accessibles à la vue, et très vraisemblablement aussi sur les surfaces muqueuses profondes, elle est plus lente à se détacher que l'escbare négative.

Si de ces résultats, soit immédiats, soit envisagés durant une période variant de un à trois ou quatre septenaires au plus, on se reporte aux résultats plus éloignés, je crains qu'Apostoli se soit trop avancé en faisant de la fermeté de la cicatrice positive un argument en faveur de la garantie spéciale qu'elle offrirait d'une hémostase à long terme. La mollesse relative des cicatrices alcalines ne va pas jusqu'à en faire des éponges. Enfin, les conditions cliniques à intervenir entre l'opération et un avenir plus ou moins éloigné sont trop multipliées et trop variables pour permettre des conclusions générales. Apostoli et moi pourrions, collaborant à la rédaction de l'observation de l'une au moins des malades — aujourd'hui guérie, je crois — que nous avons eu à soigner alternativement depuis une quinzaine d'années, arriver à rendre suspectes toutes les conclusions fermes qu'on pourrait être tenté de tirer d'une expérience encore trop restreinte dans la durée, et surtout acquise dans des voies trop empiriques.

Cette question des eschares écartée ou résolue, bien des expériences restent à faire pour étudier le mécanisme de l'hémostase voltaïque.

L'électrolyse donne des effets chimiques et provoque des réactions physiologiques.

Ses effets chimiques tendraient-ils à une hémostase par coagulation ? — Je viens de vous dire les desiderata de cette hypothèse, que je ne me crois pas en mesure de repousser absolument, mais qui réclame des expériences autres que celles par lesquelles on la croit généralement justifiée.

Des expériences calquées sur celles de Poiseuille devront servir à faire la part du rôle physique de l'état électrique de la matière coulante, et aussi des réactions chimiques dont elle peut être le siège. Et, dans ces expériences, il importera d'essayer, comparativement avec la voltaïsation, la galvanisation et la franklinisation continue.

Les expériences de Pravaz sont à refaire. Elles nous ont donné, à lui et à moi, des résultats contradictoires. Ceux-ci ont été obtenus dans des conditions nécessairement différentes, qui n'ont pas été suffisamment définies, mais sont, en tous cas, éloignées de celle qu'on rencontre en clinique. La cure voltaïque — ou pseudo-voltaïque — des anévrysmes, qui paraissait devoir juger la question, l'a plutôt momentanément obscurcie.

Il y aura lieu de revoir quels acides coagulent l'albumine, et sous quelle forme? Quels acides et quels alcalis l'électrolyse organique met en liberté, absolue aux pôles, relative dans la partie intermédiaire du circuit?

Les intensités employées dans les épreuves qui ont donné des résultats contradictoires ont varié en moyenne du simple au quadruple. Y a-t-il là des écarts capables d'expliquer la divergence des résultats? Y aurait-il là à comparer les actions électriques comme de Séré a comparé avec sa lame thermocaustique les actions calorifiques, hémostatiques jusqu'à 600 degrés, hémorrhagiques au-dessus? — Je ne le crois pas, mais ne sache pas que cela ait été vérifié. L'écart des tensions est resté beaucoup moindre que celui des intensités; je le crois sans importance dans l'espèce; il serait cependant intéressant de voir ce que donneraient les hautes tensions de la franklinisation.

Une question, enfin, dont l'étude expérimentale ne peut manquer de jeter un jour nécessaire sur la matière est celle, encore inexplorée, des pénétrations réciproques des sphères d'action polaires.

Sans regarder comme négligeables les conditions physico-chimiques sur lesquelles je viens d'avoir à m'étendre, et dont l'étude fournira d'intéressantes contributions à notre enquête projetée, je crois que leur influence immédiate, directe, n'a, en matière d'hémostase voltaïque, qu'une importance secondaire; que l'influence dominante, effet indirect de la voltaïsation, y est dans les réactions physiologiques qui sont, ici, les conséquences des actions physico-chimiques primitives ou secondaires les plus variées.

C'est dans la faradisation que nous avons trouvé l'hémostatique le plus puissant, dans des conditions où le seigle ergoté donnait tardivement et trop passagèrement des effets insuffisants mais du même ordre; où la digitale les donne d'une façon plus durable que le seigle; où la chaleur, véhiculée par eau, a été souvent employée avec succès. C'est à un même mécanisme, provoqué dans d'autres conditions de milieu et de transmission, que j'attribuerais la meilleure part des effets de la voltaïsation utérine ; ainsi s'expliquerait la part de l'indifférence relative des orientations, — en dehors toujours des effets chirurgicaux secondaires. Dans cet ordre d'idées, la voltaïsation sinusoïdale serait curieuse à essayer, ne fût-ce que comme instrument de critique.

Analysant autrefois les conditions mécaniques de la circulation, j'avais donné des définitions différentielles de la *congestion* et de l'*hyperémie*, de la *stase* et de l'*anémie*, sur lesquelles j'ai eu maintes fois à revenir à l'occasion de questions pathogéniques (1). La question qui nous occupe ici me fournira l'occasion d'appuyer sur ces données, lorsqu'après en avoir dégagé les éléments physico-chimiques, nous aurons, sur le terrain clinique, à nous demander comment un même agent peut être, suivant les circonstances, hémorrhagique, hémostatique, emménagogue, aménorrhéique.

Nous étions, depuis Radford, édifiés sur la valeur de la faradisation contre les hémorrhagies obstétricales ; le procédé comportait des applications, au moins d'attente, qui ont donné de bons résultats contre les métrorrhagies abondantes en général. Apostoli a mis en lumière les mérites de la voltaïsation positive de grande intensité contre les métrorrhagies des fibromes. J'ai essayé de montrer aujourd'hui que la question est loin d'être épuisée ; qu'il n'y a pas lieu de s'en tenir aux intensités et polarités dont l'efficacité peut être maintenant considérée comme acquise ; qu'une analyse expérimentale des conditions tant physiques que physiologiques des

(1) *Des applications de l'électricité à la médecine*, 1867. — *Lésions de forme et de situation de l'utérus*, 1871. — *Leçons cliniques sur les maladies des femmes*, 1883.

hémorrhagies permettra de perfectionner, en gynécologie, les procédés de l'hémostase électrique, et d'en étendre les bénéfices à l'hémostase en général.

NOTES ET ADDITIONS

Après avoir insisté sur l'intérêt que présenterait l'étude expérimentale des hyperplasies conjonctives, et signalé les obscurités des spéculations basées sur les données anatomiques fournies jusqu'à ce jour, j'ai dû, dans les notices qui précèdent, renonçant à passer par la pathogénie, aborder directement un point de thérapeutique étroit malgré son importance, et étudier des solutions encore empiriques qui visent la *lésion*, sans préoccupation de *la maladie* ni de *la malade*. La pratique demande davantage ; on trouvera rappelées dans les notes qui suivent quelques-unes des indications qui peuvent aider, dans tel cas donné, à faire la part des solidarités fonctionnelles entre la lésion et le milieu physiologique au sein duquel elle évolue.

Dans la première, — *Sur quelques points de thérapeutique péri-utérine*,— j'ai envisagé des conditions de voisinage qu'on a trop de tendance à considérer comme supprimées pour le médecin par les remarquables progrès de la chirurgie abdominale. On ne saurait toutefois méconnaître que celle-ci, en même temps qu'elle agrandissait le champ de la thérapeutique, a apporté les plus précieux documents à l'histoire clinique des affections annexielles.

Il est commun de voir les interprétations de la symptomatologie viciées par l'oubli de certaines conditions physiologiques générales. Une des erreurs de cet ordre les plus fréquentes est encore celle qui rattache trop uniformément les phénomènes douloureux à des lésions de la partie à laquelle la perception rapporte la douleur. Aussi ai-je cru devoir reproduire ici un mémoire de 1868 sur les *Algies centriques et réflexes*, où j'insistais sur des notions, encore peu répandues aujourd'hui, qui éclaireront quelquefois, au grand profit de la thérapeutique des situations sur la nature desquelles il est trop facile de se tromper.

Je n'ai pas eu, à propos des questions spéciales examinées plus haut, l'occasion de m'arrêter sur un point spéculativement obscur, qui joue un rôle considérable dans toute institution thérapeutique : la *médication antiphlogistique*. Une note — *Antiseptie physiologique*, — sur un mécanisme antiseptique qu'un courant d'idées postérieur à l'époque d'où datent mes travaux a fait perdre de vue, m'a paru devoir être rappelée en présence d'un engouement trop exclusif pour un ordre de moyens chimiques qui pourrait faire oublier des indications auxquelles il ne satisfait pas.

Enfin, j'ai reproduit de courtes notes sur les *topiques vaginaux*, sur lesquels on a trop peu compté jusqu'au jour où M. Chaumel du Planchat leur a donné une forme qui contribuera à en vulgariser les applications. Si j'en ai rappelé un type qui m'a rendu des services avant la création des ovules Chaumel, c'est qu'il m'est arrivé, à défaut de ceux-ci que je n'avais pas sous la main, de me bien trouver quelquefois d'y pouvoir revenir.

En dehors de ces rappels de publications redevenues inédites, je crois que les praticiens qui tenteront la cure du fibrome autrement que pour y appliquer des *recettes* pourront se reporter utilement à quelques points traités dans mes *Leçons cliniques sur les maladies des femmes* (1). Parmi

(1) Paris, O. Doin, 1883.

ceux-ci, je signalerai les chapitres traitant des *déviations et déformations de l'utérus*. Tout en reconnaissant m'en être exagéré d'abord l'importance générale, je ne crois pas qu'il y ait lieu de les tenir pour négligeables : on gagne mieux que du temps à en tenir compte.

On pourra consulter aussi les leçons qui, après l'examen des lésions simples de nutrition, traitent des lésions spécifiques générales, notamment de l'*arthritisme chez la femme*.

La leçon consacrée à la *cure électrique des fibromes* n'offre plus qu'un intérêt historique : l'état de la question en 1882.

Dans les leçons consacrées à l'*hystérie*, on trouvera quelques considérations, non encore vulgaires, dont la pratique journalière a, je crois, quelque profit à tirer. Parmi celles-ci, il est une notion, celle des *antagonismes nerveux*, sur l'importance de laquelle je ne saurais trop insister. Après y être revenu à mainte reprise depuis plus de trente ans, j'ai eu récemment l'occasion de la reprendre dans les *Annales d'Électrobiologie* (1), auxquelles je ne saurais que renvoyer.

Je n'ai pas cru davantage utile de redonner ici un mémoire sur les *Varices viscérales*, paru en 1888 dans le *Bulletin de thérapeutique médico-chirurgicale*, des travaux postérieurs ayant maintenu à l'ordre du jour cette question, que je crois d'un intérêt fréquent en gynécologie.

---

(1) Anaphrodisie et spermorrhée. Contributions à la pathogénie et à la thérapeutique des anomalies de l'érection et de l'excrétion spermatique. Janvier 1898.

SUR QUELQUES POINTS

DE

THÉRAPEUTIQUE PÉRI-UTÉRINE[1]

Les points que je voudrais signaler ici à l'attention des praticiens doivent faire ultérieurement l'objet d'un travail assis sur plus de faits observés dans des conditions mieux définies; mais je crois que l'indication sommaire des questions thérapeutiques qui s'y rattachent offre déjà un intérêt suffisant pour justifier un exposé auquel on pourrait reprocher d'être prématuré, s'il avait d'autres prétentions que d'indiquer une voie qui semble bonne à suivre.

Parcourant récemment un *Traité de gynécologie* d'un auteur étranger qui a beaucoup vu par lui-même, et beaucoup opéré, je fus charmé de l'exactitude de descriptions faites d'après nature, de la lucidité des exposés pathologiques et de la richesse des données anatomiques sur lesquelles ils étaient assis. Mais quel désappointement en arrivant à la thérapeutique! Non que cette thérapeutique fût plus enfantine que celle qu'on trouve exposée dans tous les traités devenus classiques; loin de là. Si l'auteur ignore ce qui s'est fait d'utile depuis trente ans dans l'ordre des moyens médicaux, toutes les amusettes de cette catégorie lui sont familières, et

---

(1) *Bulletin général de thérapeutique médico chirurgicale.* — Mars 1890.

il les énumère sobrement, simplement et sans s'en exagérer l'importance. Mais il se rattrape sur les moyens chirurgicaux : ici, il est dans le mouvement, *cujus pars magna fuit.* Il n'est guère de chapitre de son livre qui ne finisse en un refrain : « Et si cela ne suffit pas, on enlèvera les ovaires avec les trompes. — Et si cela ne suffit pas encore, on aura recours à l'hystérectomie. — Et si la malade n'est pas guérie, on devra admettre que la cause des souffrances qu'elle accusait était ailleurs que dans l'appareil génital. »

Or, je crois qu'avant d'en venir là, il y a lieu de recourir à des moyens médicaux, non pas inédits, mais peu connus, sur lesquels je rappellerai l'attention. On me pardonnera, à leur endroit, un retour en arrière qui me permettra d'être plus complet, tout en étant plus bref.

Il y a trente-cinq ou quarante ans, à la suite de Simpson et de Valleix, dont les idées étaient vulgarisées par l'enseignement très suivi de Velpeau, on admettait que les malaises pelviens dont souffraient les femmes étaient surtout sous la dépendance des déviations utérines, et on opposait à celles-ci des moyens mécaniques de redressement. Très durement traités dans un rapport académique de Depaul, les redresseurs mécaniques furent abandonnés ; il se manifeste aujourd'hui, çà et là, quelques tendances à y revenir ; mais ce sont choses sur lesquelles je n'ai pas à m'arrêter.

Guidé par les idées qui avaient cours alors, je m'attachai d'abord à corriger les *déviations*, sans recourir aux machines à demeure, et montrai (1859-63) qu'on pouvait, par la faradisation de l'utérus, exécutée dans des conditions voulues, corriger la plupart des déviations utérines.

Mais je reconnus, en poursuivant ces pratiques, que les déviations n'étaient pas aussi noires qu'on les avait faites, et que les femmes souffrent peu ou pas des déviations, même notables, tant que celles-ci ne sont pas compliquées de *lésions de nutrition.* Je crois cette proposition, qui nous ramène au courant d'idées contemporain de Lisfranc, généralement admise aujourd'hui ; aussi ne m'arrêterai-je pas à critiquer les tentatives, souvent ingénieuses, d'une chirurgie indo-chinoise, qui réussit, de temps en temps, à créer des infirmités définitives, en vue de remédier à des souffrances mal interprétées.

Les accidents observés ne sont donc pas la conséquence de la déviation. Alors...? — Ovariotomie, hystérectomie ; puis, on verra.

Ce sport opératoire, comme l'a appelé un humoriste du métier, trop souvent superflu dans les cas particuliers, aura cependant eu un résultat général incontestablement utile. Il aura servi à édifier, en moins d'années que n'eût permis de le faire la seule observation clinique, sur des pièces recueillies avant la mort des malades, à toutes les périodes de la situation morbide, de bonnes histoires des affections péri-utérines. Les essais thérapeutiques ne pourront être que favorablement dirigés par ces notions plus exactes des conditions pathologiques et par la plus grande précision de diagnostic qui en est la conséquence.

Mais ne voyait-on jamais auparavant guérir de salpingites ? Il en fut probablement qui guérirent seules ; celles-là n'ont pas d'histoire. D'autres furent, sinon diagnostiquées, du moins traitées, d'abord à l'aveuglette, plus tard en connaissance de cause. L'objet de cette note est de rappeler les résultats obtenus dans cette voie de l'emploi des moyens médicaux.

J'ai insisté à diverses reprises, et, le plus récemment, dans mes *Leçons cliniques sur les maladies des femmes* (1883), sur les surprises que m'avaient données mes tentatives, heureuses ou non, de traitement des déviations utérines par la faradisation. En revoyant les observations que j'avais publiées en nombre, dès 1863 *(Annales de l'électrothérapie)*, je trouve que bien des affections des annexes — non diagnostiquées alors, je m'empresse d'en convenir — avaient cédé à la faradisation utérine par courants de tension médiocre, des séances de cinq à trois minutes étant faites tous les jours ou tous les deux jours.

Depuis, mon élève et ami Apostoli aurait — avec la préméditation que permettent aujourd'hui l'attention appelée sur cet ordre d'affections et les progrès réalisés dans leur diagnostic — obtenu des résultats plus satisfaisants encore, en augmentant la tension des courants et prolongeant la durée des applications.

Je ne fais qu'indiquer ces résultats d'Apostoli, que je n'ai pas contrôlés, poursuivant dans d'autres voies mes tentatives de traitement des affections, nettes ou obscures, des annexes de l'utérus.

Et, d'abord, mes injections pâteuses intra-utérines de savon ioduré, dirigées d'abord exclusivement contre les fibromes, m'ont donné, dans nombre de cas d'affections des annexes, des résultats très satisfaisants : guérison quelquefois lente, mais grande amélioration souvent très rapide. Je suis loin d'avoir renoncé à ce moyen, mais ne le signale aujourd'hui qu'en passant : c'est un autre ordre de ressources que cette note a plus spécialement en vue.

Depuis longtemps j'ai eu l'occasion de voir de loin en loin des contractures, passagères quelquefois, ordinairement permanentes, de la vulve et du vagin, plus rarement de la vulve seule. Ces contractures sont souvent accompagnées d'un certain degré de contracture des muscles adducteurs de la cuisse, qui quelquefois existe seule, mais alors à un degré plus prononcé. Quelle est la cause de ces phénomènes ? Est-elle simple ou complexe? Agit-elle directement ou par voie réflexe? — M. Martin, de Berlin, qui a observé de ces cas de contracture vaginale, les croit d'origine réflexe, liés à des affetions des ovaires ou des trompes. Je ne suis pas encore en mesure d'avoir à cet endroit une opinion arrêtée. Bien que je ne fusse pas édifié sur le mécanisme de ces affections, le symptôme contracture me semblait offrir une indication thérapeutique assez nette, pouvant être remplie par la voltaïsation centripète, ou par la voltaïsation polaire positive, ou par la galvanisation.

Les voltaïsations centripète ou polaire positive s'effectuent au moyen d'une électrode positive de charbon convenablement enveloppée de tissus protecteurs mouillés, agaric et peau de daim. L'*électrode vaginale* est cylindrique, arrondie à son extrémité libre, et protégée, vers l'extrémité qui donne attache au réophore, par un bracelet de caoutchouc, dont la largeur est calculée sur l'étendue de la portion du vagin qu'on veut soustraire à l'action du courant. Dans les cas de contracture vulvaire, je lui substitue une *électrode vulvaire*, conique, recouverte de la même manière, moins le revêtement partiel isolant de caoutchouc.

Le circuit se ferme, soit par une électrode humide placée sur les lombes (voltaïsation centripète), soit par une plaque humide posée sur l'abdomen (voltaïsation polaire). Un bouton de charbon garni est plus commode comme électrode lombaire; sur l'abdomen, j'emploie une plaque d'étain garnie d'agaric et de peau de daim, et séparée de la surface cutanée par une tartine d'éponge.

Les séances, au nombre de trois au moins par semaine, durent cinq minutes; peut-être pourrait-on aller jusqu'à dix lorsqu'elles se trouvent accidentellement espacées. L'intensité du courant variera, suivant la sensibilité du sujet, entre 20 et 50 milliampères (1).

On a vu suffisamment, par ce qui précède, que les précautions sont prises pour que l'action électrolytique n'aboutisse pas à une cautérisation : électrolyse sans chimicaustie.

Dans le cas où je crois devoir recourir à la *galvanisation*, j'engage dans la vulve un cône de zinc de même forme que l'électrode vulvaire de charbon dont il a été question plus

(1) Depuis la publication de cette note, j'ai notablement réduit les intensités employées : celles de 8 à 20 milliampères me paraissent aujourd'hui suffisantes.

haut. Pour éviter l'action caustique, ce cône de zinc est revêtu d'agaric et de peau de daim. Il est rattaché par un cordon conducteur de 30 à 40 centimètres à une plaque d'étain ou à un bouton de charbon, également recouverts de tissus mouillés inertes, qu'on applique sur l'abdomen. C'est au lit qu'il est le plus commode de faire ces applications, dont la durée, de deux à quatre heures, n'est guère limitée que par la dessiccation des tissus qui enveloppent la plaque ventrale.

Les contractures auxquelles j'ai opposé ces procédés d'électrisation continue ne sont pas tout à fait communes ; elles gênent peu les femmes, qui s'y sont progressivement habituées ; aussi sont-elles, dans leurs évolutions, d'une observation difficile à suivre, et je ne suis pas assez renseigné pour m'y arrêter, sur les conditions pathologiques et thérapeutiques que j'avais en vue d'étudier lorsque j'abordai cette question.

Mais, ce que j'ai pu constater dans quelques cas où les annexes étaient manifestement intéressées, c'est une sédation immédiate très notable des états douloureux des fosses iliaques, sédation quelquefois complète et durable. Plusieurs de mes malades ont assez rapidement « recouvré leur sexe » pour que je n'aie pu recueillir chez elles que des impressions, là où je cherchais des observations circonstanciées. Je ne renonce pas, toutefois, à poursuivre une enquête dont j'espère publier plus tard les résultats. Ce que je voulais indiquer aujourd'hui, ce sont les services que peuvent rendre, dans les ovaro-salpingites, les injections intra-utérines dont on trouve la technique très complète dans mes publications antérieures, notamment dans mes *Leçons cliniques*, et des procédés d'électrisation qui visaient d'abord d'autres buts, mais sont ici d'une valeur évidente.

Un autre champ d'observations est ouvert à cette étude par l'application de la voltaïsation à la résolution des fibromes. L'expérience d'Apostoli, qui y emploie la chimicaustie positive, pourrait être très instructive à cet endroit. Pour moi, j'ai persisté dans la chimicaustie négative ; elle m'a paru modifier avantageusement la situation pathologique des annexes, sans que je puisse établir, avec le procédé purement électrolytique que j'ai conseillé plus haut, une comparaison que ne permet pas la fatigue causée par une chimicaustie dans laquelle interviennent des intensités triples et une durée double ou triple de l'opération. L'électrolyse positive sans chimicaustie, que j'ai indiquée dans mes *Leçons cliniques* sans en avoir poursuivi systématiquement l'étude, pourrait être ici tout à fait démonstrative ; j'aurai à y revenir en donnant suite au plan d'essais que j'avais indiqué dans le chapitre de mon livre qui traite de la cure électrique des fibromes (1).

---

(1) De nombreux essais, poursuivis parallèlement durant cinq ans dans le service de Tarnier, à l'Hôpital des Cliniques, et dans mon cabinet, m'ont amené, — sous réserve du compte à tenir des complications ou coïncidences synergiques, — à employer au début, au moins d'une manière générale, indifféremment les injections iodurées et la voltaïsation négative à dose inférieure à 40 ma. pendant cinq minutes, trois fois par semaine. Plus tard, si la voltaïsation est bien supportée, et s il persistait de la tendance aux hémorrhagies, je porte l'intensité à 50-80 ma., une fois par semaine.

Dans les cas de complications douloureuses du côté des annexes ou de l'abdomen, je fais précéder le traitement par les injections, auxquelles je conserve alors la préférence générale, de quelques séances de voltaïsation à 20-30 ma. par électrodes protégées, répétées tous les deux jours : une électrode intra-cervicale ; circuit fermé extérieurement au niveau du point douloureux ; l'électrode cervicale étant la négative si la douleur éloignée paraît de cause locale, la positive si je la soupçonne réflexe.

PATHOGÉNIE D'UNE CLASSE PEU CONNUE

D'AFFECTIONS DOULOUREUSES

ALGIES CENTRIQUES ET RÉFLEXES (1)

Depuis longtemps la physiologie a déterminé avec une assez grande précision la voie suivie par les impressions qui doivent aboutir à la production de perceptions douloureuses, et limité ainsi les écarts possibles des théories relatives au mécanisme de leur transmission. Mais la nosologie n'a aucunement profité, jusqu'à présent, de ces notions. Des exemples nombreux, et trop connus pour qu'il soit utile de les rappeler ici, rendent d'ailleurs très bien compte de l'insuffisance, surprenante au premier abord, que nous rencontrons dans les spéculations des pathologistes. Chacun sait, en effet, que lorsqu'une découverte physiologique vient ruiner une théorie médicale, les conséquences de cette théorie peuvent lui survivre pendant un temps fort long à l'état de tradition. Or, il en est des mots comme des théories : un mauvais mot ayant été fait autrefois pour représenter des idées qui n'ont plus cours, on continue néanmoins à l'employer alors qu'il n'a plus aucune espèce de sens; et, à force de l'employer ainsi, on

(1) *Archives générales de médecine.* Avril 1868.

subit machinalement l'influence des idées auxquelles i répondait.

C'est ce que nous voyons actuellement se produire à l'occasion de la plupart des phénomènes douloureux. L'embarras où se sont trouvés, depuis un demi-siècle, tous les auteurs qui ont essayé de définir les *névralgies* eût dû les conduire à se demander si leur tentative était légitime. Il n'en a rien été : tous ont passé outre, sans accuser le moindre scrupule. Pensant autrefois que la douleur pouvait être un phénomène spontané, on a donné le nom de névralgie à cet effet sans cause. On a bien consenti, depuis, à reconnaître qu'il n'est pas d'effet sans cause ; mais le mot est resté, et, avec lui, toutes les conséquences de l'idée qu'il représentait. Sans croire aux affections essentielles, on les admet ; on est dès lors dispensé d'en étudier la genèse. De là une pathologie réduite à la nomenclature d'états non définis, et la thérapeutique de cette pathologie : collection informe de recettes à toutes fins.

Lorsque la douleur est rapportée à une région dans laquelle existe de l'inflammation, ou de l'hypergenèse, ou une hétérotopie, etc., on se contente de l'appeler *douleur* et de la décrire comme un symptôme de l'inflammation, du cancer, etc.

Dira-t-on que l'expression *névralgie* répondait à la douleur quand la lésion qui détermine celle-ci a son siège dans le tissu nerveux ? — Non. Les auteurs ont toujours distingué ce qu'ils appelaient névralgie de la douleur causée par la névrite, par les névromes, par le traumastisme d'un nerf, par l'encéphalite, par la myelite.

S'il n'y a point de névralgies, dans l'acception usuelle du mot, la douleur, l'*algie*, est une réalité. Une lésion la produit, cause organique nécessaire de tout phénomène morbide, sur l'existence de laquelle il n'y a plus lieu d'insister. Mon but est ici d'indiquer de quel ordre est cette cause dans un grand nombre de cas où l'on n'a pas l'habitude de s'en préoccuper, et d'appeler notamment l'attention sur la genèse des états douloureux dont la condition organique est plus difficile à saisir parce que le point sur lequel elle agit est plus ou moins éloigné de celui auquel le centre percepteur rapporte la douleur, et que les relations pathologiques qui existent entre ces deux points ne se trahissent par aucune réaction douloureuse.

Lorsqu'on irrite un filet nerveux sensitif vers son extrémité périphérique, il y a transmission centripète d'une impression, d'une douleur, que le sensorium rapporte à la partie irritée. Le mécanisme de l'affection n'est pas différent lorsque, au lieu d'être irrité par un expérimentateur qui l'a mis à découvert, le nerf porte au centre l'impression d'une lésion de son propre tissu ou des tissus dans lesquels il se perd. A ce mécanisme simple se rattache le plus grand nombre des états douloureux : toute la classe des *algies centripètes*, que je n'ai pas à examiner aujourd'hui.

Mais les sensations douloureuses, tactiles, de température, auditives, optiques, olfactives, gustatives, répondent-elles à toutes les impressions qu'un nerf sensitif peut transmettre au centre nerveux ? Les sensibilités spéciales, fonctionnelles, et la sensibilité générale ou sensibilité à la douleur, représentent-elles tous ses modes d'activité, toutes les propriétés du nerf sensitif ? Non. Les nerfs sensitifs ont encore la propriété de transmettre au centre des impressions qui, n'étant ni sensorielles ni douloureuses, échappent à la conscience, et, par suite, à l'observation directe, impressions dont, pour cette raison, le rôle a passé inaperçu, bien qu'il ait en pathologie une importance considérable.

Etablissons d'abord la réalité de cette faculté qu'ont les nerfs sensitifs d'agir sur les centres sans que nous ayons conscience de leur activité.

Dans l'appareil ganglionnaire, ce défaut de perception des impressions transmises au centre par les nerfs sensitifs existe pour l'état d'activité fonctionnelle de ceux-ci.

D'autres faits viennent fournir des exemples analogues pour les nerfs cérébro-spinaux. Après avoir établi que le système nerveux sensitif était le premier atteint dans l'empoisonnement par la strychnine, M. Cl. Bernard essaya de voir, il y a quelques années, si l'action toxique pouvait être transmise de la périphérie au centre par les cordons nerveux, indépendamment de l'absorption. Sur une grenouille, on enleva le sacrum et coupa circulairement le bassin avec les parties molles, ménageant seulement les nerfs sciatiques, qui se trouvaient ainsi faire seuls communiquer le train postérieur de l'animal avec son train antérieur. Les circonstances étaient peu favorables à l'observation des mouvements volontaires; mais les mouvements réflexes étaient d'une constatation facile. Le train postérieur fut ensuite plongé par ses extrémités dans une solution de sulfate de strychnine. Au bout d'une demi-heure, des convulsions tétaniques, se réveillant sous l'influence de la moindre excitation, avaient envahi le train antérieur de la grenouille. Ce résultat ne pouvait s'expliquer qu'en admettant que l'immersion dans la solution strychnique avait constitué le nerf dans un état pathologique transmissible de son extrémité périphérique à son extrémité centrale, et capable de se généraliser ensuite par la substance grise de la moelle une fois affectée. Pendant la demi-heure qui s'écoula entre le début de l'expérience et l'apparition des convulsions générales, aucun mouvement n'accusa, de la part de l'animal, le besoin de s'y soustraire. D'où l'on peut conclure que cette première phase de l'intoxication n'est pas douloureuse.

Dans le tétanos traumatique, nous voyons une lésion d'une extrémité nerveuse sensitive aboutir, au bout d'un temps toujours relativement long, à la production d'une névropathie centrale qui se généralise promptement. Entre le traumatisme initial et le début des accidents convulsifs qui signalent l'envahissement du centre nerveux, pendant qu'il transmet une impression qui doit arriver à déterminer le tétanos, le nerf sensitif n'est pas douloureux.

Les nerfs sensitifs peuvent donc être affectés, même dans l'appareil de la vie animale, sans qu'aucun phénomène de conscience, sans qu'aucune douleur traduise cette affection.

L'affection non douloureuse, inconsciente, des nerfs sensitifs, peut se propager, suivant leur trajet, jusqu'au centre nerveux, et constituer celui-ci à l'état pathologique.

Le centre nerveux étant secondairement affecté, comment l'est-il? comment se manifestent ses états pathologiques? quels rapports existent entre la lésion primitive et la forme ou la localisation des symptômes ultérieurs?

L'anatomie pathologique descriptive nous a bien fait connaître quelques grosses lésions, tumeurs, ruptures vasculaires, induration, ramollissement, dont l'existence a pu expliquer certains phénomènes autres d'ailleurs que les accidents qui nous occupent ici. C'est à des recherches plus délicates qu'il appartenait de révéler certaines variétés d'altérations propres à la substance nerveuse ou à son milieu conjonctif et vasculaire, lésions permanentes ou passagères, pouvant exister isolément ou se compliquer réciproquement, et dont les effets, soupçonnés d'une manière générale mais non encore analysés, se rapprochent davantage de ceux qui font l'objet de cette étude. J'ai insisté ailleurs (*De la Thérapeutique électrique dans les affections nerveuses,* 1865) sur le rôle de ces lésions dont la clinique ne tient généralement aucun compte, et sur l'influence qu'exerce sur leur production l'existence des divers états diathésiques.

Que ces lésions, primitives ou consécutives à une affection indolore d'un nerf sensitif, viennent à intéresser les conducteurs qui relient au sensorium les cellules centrales des nerfs sensitifs ou certains points de l'organe percepteur lui-même, elles pourront constituer la cause prochaine de douleurs que le sensorium rapportera à un siège autre que la partie affectée. Conservant ici la terminologie de Marshall Hall, nous dirons que, lorsque l'affection cérébrale est primitive, on a une *algie centrique ;* que, lorsqu'elle est consécutive à une transmission pathologique effectuée par un nerf sensitif, on a une *algie réflexe.*

Bien que l'anatomie pathologique des centres nerveux soit fort peu avancée, nous sommes autorisés à admettre que les troubles circulatoires jouent un rôle important dans les lésions qui donnent lieu aux algies réflexes, soit qu'ils existent seuls, soit plutôt qu'ils compliquent une affection permanente de la substance nerveuse ou des éléments conjonctifs qui lui sont unis. La périodicité, régulière ou irrégulière, de la plupart des phénomènes douloureux qui nous occupent ici donne une très grande probabilité à cette vue.

Mais ce n'est que par les symptômes que nous pouvons, en pathologie nerveuse, juger de l'existence des lésions. Que sont-ils donc et quelle interprétation nous en donnera la physiologie ?

Comme toutes les aberrations fonctionnelles, les symptômes des affections nerveuses accusent le défaut, l'excès ou la spontanéité apparente de quelque acte physiologique.

Le défaut n'a pas à nous préoccuper ici : il soulève toutefois une question que je dois indiquer en passant, sans prétendre actuellement la résoudre, celle de savoir dans quelle proportion la nature d'une lésion de siège déterminé fait que celle-ci donne lieu à des symptômes tantôt paralytiques, tantôt hyperismiques.

L'hyperismie ne peut jusqu'ici s'expliquer que par une affection du centre nerveux, par une soustraction de l'influence cérébrale. Le cas le plus simple, le plus net, est celui des hyperismies expérimentales, celui dans lequel on voit une section transversale incomplète de la moelle déterminer une exaltation manifeste de la motricité et de la sensibilité des parties inférieures à la section. La clinique nous offre, d'autre part, des exemples d'hyperismies dont le mécanisme éloigné semble tout différent : les contractures consécutives à l'hémorrhagie cérébrale, par exemple, les hyperesthésies de l'intoxication alcoolique ou plombique, etc.

Mais si l'hyperesthésie offre des exemples de l'exagération de l'aptitude à la douleur, elle ne les présente qu'à l'occasion d'une sollicitation extérieure. Le cas qui nous occupe est différent : dans les affections douloureuses proprement dites, le phénomène paraît spontané, c'est-à-dire que l'influence de causes internes suffit à en provoquer l'apparition. Or, ces sollicitations internes consistent souvent en lésions centrales, à la suite desquelles la douleur sera ordinairement rapportée à un siège autre que celui de la lésion, aux parties dont les nerfs sensitifs vont se terminer dans son voisinage immédiat. Tel est le mécanisme général des *algies centriques*, complications si fréquentes des affections mentales.

Nous avons vu plus haut qu'une affection du centre peut être consécutive à une lésion indolore d'un nerf sensitif. Que cette lésion centrale consécutive agisse à son tour sur l'extrémité centrale d'un autre nerf sensitif et donne l'impression d'un état douloureux de ce nerf, on aura une *algie* qui, de par sa genèse pathologique, sera, non plus *centrique*, mais *réflexe*.

Pour juger de la portée de ces phénomènes réflexes de l'ordre sensitif, nous ne pouvons encore nous appuyer que sur les données fournies par l'étude plus avancée des phénomènes réflexes moteurs. Celle-ci nous apprend que, dans l'ordre fonctionnel normal, les impressions sensitives, parvenues au centre, se généralisent, quelque restreinte qu'ait été l'excitation d'où elles procèdent. L'excitation périphérique du nerf était une affection tout à fait locale, le centre la généralise et provoque des réactions éloignées. Toutefois, cette généralisation ne se fait pas d'une manière égale dans toutes les directions et à toutes les distances. Deux conditions la favorisent ou la restreignent : l'inégale impressionnabilité des nerfs qui réagissent, et la résistance du tissu nerveux aux transmissions de toute nature.

L'impressionnabilité plus grande de certains nerfs est accusée de la manière la plus évidente par l'arrêt du cœur succédant aux plus légères excitations périphériques. Quant à la résistance du tissu nerveux à la propagation des excitations, outre qu'elle doit être reconnue *a priori* inévitable, elle est rendue évidente par ce fait, qu'à la suite de l'excitation des nerfs sensitifs, les nerfs moteurs les plus prompts à réagir sont ceux qui font paire avec le nerf sensitif excité.

Nous pouvons donc prévoir que, *lorsqu'une affection d'un nerf centripète intéressant consécutivement le centre nerveux, l'affection du centre retentira sur l'extrémité centrale d'un autre nerf sensitif auquel seront rapportées les perceptions douloureuses, ce sera sur un nerf très voisin du premier par ses origines, le plus souvent sur une autre branche de la même paire.*

En donnant ici quelques exemples d'algies centriques et d'algies réflexes, mon but n'est pas de rechercher dans les observations publiées la confirmation de la thèse qui vient d'être exposée. L'intérêt que pourrait offrir un travail de cette nature ne serait pas en proportion de la somme de recherches qu'il exigerait; d'autre part, les faits n'étant observés d'ordinaire qu'avec des préoccupations qui en restreignent la portée, une compilation des faits antérieurs analogues à ceux dont j'ai étudié la genèse aurait l'inconvénient de donner une idée très inexacte de leur fréquence relative. Il n'est pas de médecin qui, son attention une fois éveillée sur les conditions pathologiques dont j'ai indiqué le mécanisme général, ne rencontre en peu de temps, dans sa pratique, les éléments du contrôle le plus efficace. J'ai seulement cherché, parmi mes observations, celles qui m'ont paru devoir mettre le mieux en lumière les points de physiologie pathologique traités précédemment.

Enfin, je ne saurais trop rappeler une loi de pathologie générale que j'ai eu plusieurs fois à discuter assez longuement pour n'avoir qu'à l'énoncer ici : lorsqu'il s'agit d'autre chose que des conséquences immédiates d'un traumatisme, les causes des phénomènes pathologiques sont toujours et nécessairement multiples.

Pour qu'un état douloureux s'offre à l'observation, il faut, chez le sujet qui le présente, une certaine aptitude à la douleur. Cette première condition est sous la dépendance d'états organiques qui nous sont mal connus. Les vivisections apprennent que, dans une même espèce, l'aptitude à la douleur varie avec la race entre des limites très étendues ; dans une même race ou une même variété, les écarts sont également considérables, sans qu'on ait encore établi sur l'observation aucun caractère qui puisse donner, même grossièrement, la mesure des susceptibilités individuelles. Négligeant ces conditions primordiales, et rentrant dans le domaine de la clinique courante, on arrive à constater que la plus générale des conditions qui prédisposent à l'apparition des phénomènes douloureux est l'anémie, quelle que soit d'ailleurs la cause de celle-ci. Ainsi se trouve expliqué comment certaines causes locales produisent fréquemment, mais non constamment de la douleur, et comment les tentatives d'une thérapeutique reconstituante ont quelquefois raison d'accidents parfaitement localisés auxquels on ne s'est pas adressé directement.

Examinons maintenant quelques-unes des conditions de localisation de la douleur réflexe.

C'est par l'impressionnabilité plus grande de certains nerfs ou de certains *territoires nerveux* (Virchow) que doivent s'expliquer quelques algies réflexes appelées jusqu'ici sympathiques.

Les plus connues sont :

Les migraines à point de départ gastrique, les céphalalgies à point de départ utérin, les algies de la cinquième paire à point de départ gastrique, les algies de la cinquième paire liées à l'état de la menstruation (Valleix), les algies dorso-intercostales à point de départ utérin (Valleix).

Le nerf trijumeau et le sciatique fournissent le plus grand nombre d'algies évidemment réflexes. Ce fait s'explique d'ailleurs aisément par le nombre des branches qu'ils fournissent et la communauté d'origine centrale de filets qui, en raison de la variété de leur distribution, sont sujets à être affectés isolément.

Sont réflexes un grand nombre d'algies sciatiques qui s'observent dans les affections du rectum, de la vessie, de l'utérus, des parties qui reçoivent leurs nerfs du plexus sacré d'abord et aussi du plexus hypogastrique. Sabatier a observé autrefois une algie sciatique consécutive à une piqûre du nerf saphène externe.

C'est le nerf trijumeau qui fournit les exemples les plus variés et les plus nets d'affections réflexes, algiques ou même paralytiques. L'existence des dents, qui représentent trop souvent des corps étrangers attachés à l'extrémité d'un grand nombre des filets terminaux de la cinquième paire, rend compte de la grande fréquence des algies réflexes dont ses autres branches sont le siège.

Observation. — Mme C.... 35 ans, lymphatique et herpétique, souffre depuis huit ans de douleurs frontales, cervicales, occipitales, périauriculaires, tantôt d'un seul côté non constamment le même, tantôt des deux côtés à la fois. Les rémissions sont rares et de courte durée ; les accès durent de un à trois septénaires. Privation de sommeil ; alimentation irrégulière et ordinairement insuffisante ; l'état général, autrefois satisfaisant, s'est notablement altéré. Les narcotiques de toute nature, les révulsifs, le sulfate de quinine, ont été employés sans résultats depuis le début de l'affection. Lorsqu'on me demande d'essayer l'électricité, je refuse d'y recourir tant que la mâchoire supérieure n'aura pas été débarrassée de racines cariées *qui ne font pas souffrir* (j'insiste sur cette circonstance commune à toutes les observations analogues). On en arrache sept en deux fois, à trois jours d'intervalle. Depuis cette opération, qui remonte à six ans, Mme C..., n'a plus eu que des maux de tête faibles, d'un tout autre caractère et de courte durée, au moment des époques menstruelles qui sont difficiles.

Obs. — Mme T..., dont l'histoire pathologique est rapportée dans mon *Manuel d'Electrothérapie* (p. 321), à l'occasion d'une affection cérébro-spinale encore mal définie, souffrait, depuis 1834, des céphalalgies les plus complètes et les plus violentes que j'ai jamais vues. Les accès duraient de deux à trois jours et revenaient toutes les semaines, s'accompagnant de vomissements, de délire et d'un affaiblissement marqué de la vue. La guérison de l'affection principale une fois obtenue, vers 1861, je me suis préoccupé de l'état de la bouche. Sans oser attendre de l'avulsion des dents cariées la cessation de douleurs que je regardais comme liées surtout à une affection cérébrale, je considérais leur conservation comme constituant du moins une complication fâcheuse qu'il fallait écarter avant de tenter l'emploi d'aucun moyen curatif. Depuis deux ans que toutes les dents malades sont enlevées, les accès, déjà un peu moins violents et un peu moins fréquents depuis 1860, n'apparaissent que toutes les trois ou quatre semaines, ne durent qu'un jour, et consistent simplement dans de l'inappétence avec lourdeur de tête.

Obs. — En 1865, M. le Dr Ch. Fauvel m'adressa un de ses clients que faisait beaucoup souffrir une algie faciale. M. X... avait été atteint, en 1863, d'une angine accompagnée de douleurs de la face. Les accidents, qui avaient cédé à l'usage du sulfate de quinine, se reproduisaient, à intervalles variables, avec le même caractère. Un essai de traitement hydrothérapique avait été suivi d'une augmentation dans l'intensité des douleurs, et de surdité de l'oreille gauche.

Quand M. Fauvel m'adressa ce malade, l'angine pharyngée, qui durait depuis trois semaines, était en meilleure voie ; quant à la douleur faciale, elle était modérée. Contre celle-ci j'essayai d'abord la faradisation sèche révulsive, puis la faradisation profonde par des excitateurs humides, sans aucun résultat.

Je réclamai alors l'avulsion d'un molaire supérieure gauche. Les douleurs persistent. Retour à la faradisation : une seule application des courants par excitateurs humides donne un succès complet, tant au point de vue de la douleur qu'à celui de la surdité.

Le malade habite la province ; nous ignorons si son aptitude à contracter des angines a été modifiée par l'opération.

Les observations analogues que j'ai été à même de faire sont aujourd'hui extrêmement nombreuses ; mais il serait sans intérêt de les publier : toutes se ressemblent. Depuis dix ans, j'ai vu un grand nombre d'affections douloureuses autres que des odontalgies affecter quelqu'une des branches du trijumeau. A part un cas, où il s'agissait vraisemblablement d'un rhumatisme du muscle épicrânien, je n'ai jamais eu à recourir à l'électricité : le concours du dentiste a été efficace toutes les fois que les patients ont consenti à l'avulsion des racines cariées.

Dans les deux cas suivants existaient des complications qui auraient pu donner le change sur la nature des accidents.

Obs. — Je fus atteint, il y a trois ans, d'une douleur contusive de l'oreille gauche avec contracture douloureuse du masséter du même côté. Cette affection, extrêmement gênante, durait depuis un mois lorsque je m'aperçus que la dernière molaire supérieure gauche était fortement cariée. Jamais elle ne m'avait fait souffrir ; cependant je fis procéder à son extraction. Une heure après, la douleur de l'oreille et la contracture du masséter avaient complétement cessé.

Dans l'observation suivante, les phénomènes réflexes étaient moins algiques que paralytiques ; il est intéressant néanmoins de la rapprocher de celles qui précédent.

Obs. — M. J..., 86 ans, officier en retraite, a depuis plusieurs années l'oreille dure, pas cependant au point de rester étranger à la conversation. Il y a deux ans, il vint me consulter pour une surdité complète de l'oreille droite : il n'entendait la montre à aucune distance et ne l'entendait pas davantage lorsqu'elle était appliquée sur le crâne. Cependant, comme cette surdité ne datait que de quelques mois, qu'elle avait débuté brusquement, il espérait que l'électrisation pourrait lui être utile.

Avant de prendre un parti, j'examinai la bouche. La dernière molaire supérieure droite était cariée. M. J... prétendait n'en avoir jamais souffert. Je refusai de rien tenter tant que cette dent ne serait pas enlevée. On procéda à son extraction.

Le jour même, M. J... recouvra l'ouïe au même degré qu'avant l'accident pour lequel il était venu me consulter. De plus, le tremblement sénile était devenu tel, au bras droit, que le malade ne pouvait plus écrire. En même temps que se rétablit l'audition, le tremblement du bras diminua au point que M. J... put écrire de nouveau. J'ai revu ce malade, qui a succombé tout dernièrement à une affection ancienne des voies digestives ; peu de temps avant sa mort, la guérison se maintenait parfaitement.

Vers la fin de 1867, M. Tavignot a adressé à l'Académie des sciences un mémoire plein d'intérêt dans lequel il signale l'influence de l'évolution dentaire dans la production de l'ophthalmie scrofuleuse. Dans ce cas, il ne s'agit plus de l'affection indolore d'un nerf causée par la présence d'un corps étranger à son extrémité, affection retentissant douloureusement sur un autre nerf de la même paire ; néanmoins le mécanisme réflexe des phénomènes, que rendait d'abord présumable la coïncidence de deux lésions observables, s'est trouvé établi par les résultats d'une thérapeutique appropriée.

L'état de la bouche a-t-il la même importance dans les phlegmasies oculaires des adultes? C'est une question qu'il appartient aux oculistes de résoudre. Un de mes amis, exempt d'antecédents spécifiques, est sujet depuis plusieurs années à des iritis qui récidivent sous l'influence de la moindre fatigue; la machoire supérieure est garnie d'une façon déplorable ; mais je n'ai pu encore obtenir qu'elle fût débarrassée des corps étrangers qu'elle renferme.

En revanche, j'ai vu plusieurs fois des ophthalmies habituelles chez des dysménorrhéiques cesser de se montrer après un traitement efficace de l'affection utérine. S'agissait-il là d'affections réflexes ou de l'une de ces ruptures de l'équilibre circulatoire si communes dans les cas pareils ? — Les deux hypothèses ne s'excluent pas ; et les congestions céphaliques et pulmonaires de la dysménorrhée et de la ménopause se produisent vraisemblablement par un mécanisme de cette nature.

Dans les observations suivantes, il s'agit d'affections primitivement centriques, mais dont la marche a été influencée par des complications d'ordre réflexe.

Obs. — A. B..., 33 ans, cuisinière, entrée en septembre 1861 à l'hôpital Beaujon et transférée, en janvier 1862, à l'hôpital de la Pitié, était affectée d'une paraplégie incomplète qu'on considéra comme paralysie hystérique.

Deux ans et demi auparavant, s'étant couchée bien portante, elle s'était réveillée avec une douleur vive à la région externe et postérieure de la cuisse gauche. Trois semaines après, le membre avait perdu le mouvement. Un an plus tard, la jambe droite se prit de la même manière. Six ou huit mois après, fortes douleurs dans les reins. Application de cautères potentiels sur la région lombaire.

A l'entrée à l'hôpital : douleurs erratiques ; sensations alternatives de froid et de chaud dans le genoux, dans les malléoles et dans les masses musculaires de la cuisse ; nyctalopie. La malade n'y voit assez distinctement pour lire qu'à partir de quatre heures du soir. Incontinence d'urine à la moindre émotion, sans anesthésie de la vessie.

L'examen le plus attentif ne révéla l'existence d'aucun état diathésique.

L'utérus est en antéversion légère ; il existe un peu d'engorgement limité au col. Règles normales.

Plusieurs phénomènes douloureux ont disparu ou se sont modifiés quand les jambes se sont prises : des douleurs d'estomac accompagnées de vomissements et diagnostiquées *gastrite* ont disparu après avoir duré près de six ans. Des douleurs aiguës du bas-ventre, des coliques passagères, le clou hystérique et des algies pariétales et ophthalmiques ont cessé à la même époque. Une céphalalgie habituelle a persisté.

Je ne m'arrêterai pas sur les vicissitudes d'un état qui, pendant un an que je l'ai observé très attentivement, a peu varié sous l'influence de tentatives thérapeutiques dans lesquelles l'électrisation sous ses différentes formes a joué, durant les six premiers mois, le principal rôle.

Quelques particularités cependant me paraissent mériter d'être notées :

Les cicatrices des cautères devinrent le siège de douleurs spontanées très vives, bien qu'elles fussent complètement insensibles à une faradisation sèche très énergique. Cette coïncidence de douleurs spontanées avec de l'analgésie est, d'ailleurs, une condition très commune que j'ai signalée depuis longtemps ; mais jamais je ne l'avais observée à un pareil degré.

Vers la fin d'août 1862, A. B... fut prise subitement de tous les symptômes d'une péritonite aiguë : sensibilité du ventre, facies hippocratique, hoquets, vomissements, fièvre intense. L'abdomen fut enduit d'onguent mercuriel belladoné. Au bout de quarante-huit heures, sans que l'état de la malade ait présenté aucune amélioration, tous les symptômes cessent, comme ils étaient venus, subitement.

La malade, qui s'était levée le jour même, et qui paraissait rentrée dans son état habituel, succomba en dix minutes, huit jours après environ, à une apoplexie pulmonaire.

A l'autopsie, on chercha tout d'abord les traces de l'étrange péritonite qui avait cessé brusquement ; il n'en existait aucun vestige : les parties offraient une coloration et une souplesse tout à fait normales.

Le crâne ne fut pas ouvert. A l'ouverture du canal rachidien, on ne trouva de lésion apparente qu'une tuméfaction notable du renflement lombaire de la moelle qui, soumis à l'examen de M. Luys, fut reconnu sclérosé.

Obs. — Mme P..., 38 ans, a eu la vie matérielle facile, et quelques tribulations morales.

Il y a neuf ans, j'eus à la traiter pour antéversion avec engorgement et dysménorrhée, s'accompagnant d'une impressionnabilité extrême, avec palpitations fréquentes. Le traitement de l'affection utérine diminua les palpitations et la dysménorrhée ; mais l'état mental resta le même et s'accusa de plus en plus dans le sens d'une manie orgueilleuse et jalouse, contrastant avec un fond de bonté extrême. Maux de tête fréquents ; céphalalgie frontale.

En août 1866, double conjonctivite, accompagnée d'algies temporales et d'algies des branches ophthalmiques, violentes surtout à droite. Applications topiques de digitale, sulfate de quinine en lavements. Les oscillations de l'état douloureux paraissent indépendantes du traitement. En quinze jours, les cheveux avaient blanchi sur toute la moitié antérieure du crâne.

Au début de l'ophthalmie, j'avais questionné Mme P... sur l'état de ses dents : avait-elle des racines ? Sur sa réponse négative, je n'insistai pas, sachant qu'elle portait un râtelier et respectant sa répugnance à en convenir.

Au bout d'un mois, l'œil gauche étant presque guéri, la cornée droite apparut un matin congestionnée au pourtour, et moins brillante. Le soir, le centre était opaque. En présence de cet accident, je renouvelai ma question relative aux dents ; la réponse fut encore négative. J'insistai ; négation acharnée. Cependant, l'émotion de la malade ayant amené un mouvement convulsif de la face, la pièce de la mâchoire supérieure se détacha, et je pus constater qu'elle avait été posée sur une gencive renfermant un grand nombre de racines cariées dont l'avulsion fut décidée, mais trop tard. J'appris alors que douze ans auparavant, à la suite de violentes douleurs des joues et des tempes, presque toutes les dents avaient été atteintes de carie et étaient tombées par fragments, laissant dans les mâchoires des racines indolores.

En faisant arracher ces racines, je ne prétendais pas enrayer complétement les accidents oculaires. Cette carie survenue brusquement après des douleurs faciales chez un sujet dont l'état mental laissait fort à désirer, était évidemment en rapport avec une affection de la cinquième paire occasionnée par une lésion primitivement encéphalique. Mais je pensais que l'état des dents pouvait réagir à son tour sur celui du centre nerveux; qu'il n'était sans doute pas étranger à la marche fâcheuse d'une affection oculaire rappelant le début des accidents qui amènent la fonte de l'œil chez les animaux auxquels on a coupé le nerf ophthalmique ou le trijumeau en avant du ganglion de Gasser; que le meilleur moyen, sinon d'éviter, du moins de retarder la fonte de l'œil, était encore de déblayer la bouche.

La malade n'étant pas transportable, l'opération fut ajournée. — M. Wecker, appelé le jour où la cornée s'était voilée, puis ulcérée, prescrivit des instillations d'atropine et des onctions autour de l'œil avec l'onguent mercuriel belladoné ; bandage occlusif ; petits vésicatoires morphinés sur la tempe et derrière l'oreille. Persistance des douleurs ; l'ulcération de la cornée progressait lentement. Dix jours après, M. Pillette fit l'extraction des racines de la mâchoire supérieure, au nombre de huit.

Continuation du traitement. Les douleurs diminuèrent, et, au bout de peu de jours, laissèrent des intervalles de calme qui permirent un peu de sommeil. Six semaines après, M. Wecker réséqua un lambeau d'iris qui faisait hernie ; la plaie marcha lentement, mais d'une manière continue, vers la cicatrisation.

Lorsque la cicatrisation de la cornée fut obtenue, M. Wecker proposa de cacher sous une plaque d'émail le globe oculaire perdu. Le contact d'un corps étranger me paraissait, dans un cas d'affection cérébrale siégeant au voisinage de la cinquième paire et intéressant son extrémité centrale, devoir amener de nouveau l'ulcération du globe, et finalement la fonte de l'œil dans des conditions qui pouvaient donner à cet accident une extrême gravité. Ce ne fut donc qu'avec de grandes appréhensions que je cédai à l'avis de M. Wecker et au désir de la malade. L'expérience n'a pas justifié mes craintes. Depuis bientôt deux ans, Mme P... porte une plaque légère, parfaitement exécutée et adaptée par M. Boissonneau père. Depuis ce temps, aucun accident n'est arrivé à l'œil. Les douleurs temporales sont devenues plus rares et moins intenses. Ma conviction est néanmoins que, malgré la légèreté et la parfaite adaptation de la pièce artificielle, la cornée se fût inévitablement ulcérée si l'avulsion des dents n'eût écarté une cause permanente de sollicitations pathologiques.

Aujourd'hui, l'état de Mme P... est aussi satisfaisant que possible. Si l'état mental ne s'est pas amélioré, du moins les manifestations délirantes exigent, pour se produire, des excitations plus fortes; elles ne surgissent plus, comme autrefois, à tout propos, à l'occasion d'une porte qu'on ouvre ou qu'on ferme, de l'impression un peu brusque de la lumière, d'une contradiction sur un objet insignifiant. La malade jouit, en somme, d'un calme relatif qui lui était inconnu depuis plusieurs années.

En résumé :

Les nerfs sensitifs peuvent, même dans l'appareil cérébro-spinal, transmettre, indépendamment des excitations perçues, des impressions morbides souvent inconscientes.

Le centre consécutivement affecté peut agir à son tour sur d'autres nerfs sensitifs, quelquefois pour les paralyser, ordinairement pour les rendre douloureux.

Des raisons d'impressionnabilité spéciale et des raisons de voisinage président à la localisation de ces actions secondaires réflexes.

En présence d'un phénomène douloureux, dont la cause organique ne peut être rattachée ni par l'observation, ni par l'induction, au siège de la douleur, il faut chercher le point de départ des phénomènes observés dans les autres branches de la même paire, ou dans quelque appareil qu'on sait être en relations physiologiques ou pathologiques faciles avec la partie ostensiblement affectée.

C'est à cette lésion primitive que devra toujours s'adresser d'abord le traitement.

L'ANTISEPTIE PHYSIOLOGIQUE [1]

Un mouvement d'opinion, datant d'une vingtaine d'années environ, a révolutionné la chirurgie et aussi un peu la médecine : grâce à des expériences précises, *in vitro* et sur les animaux, les notions relatives aux *intoxications organiques* et à l'*antiseptie chimique* ont largement contribué aux progrès de la thérapeutique.

Dans ce processus triomphal, il est un côté de l'antiseptie, le côté *physiologique*, qui nous paraît avoir été quelque peu perdu de vue, et sur lequel nous voudrions rappeler l'attention. La chose nous paraît d'autant plus utile que la question semble plus écartée de l'ordre du jour; qu'elle n'a jamais fait grand bruit; qu'elle a à peine été posée; qu'elle ne compte guère à son dossier que des faits empiriques ou incomplètement observés; enfin, qu'elle ne représentait, à l'époque où l'attention s'est fixée sur l'antiseptie chimique, qu'une tendance clinique peu répandue et facile à perdre de vue.

C'est une tradition, chez les nègres de nos colonies, tradition acceptée de la plupart des créoles, que le meilleur remède à la morsure des serpents venimeux est l'ingestion, aussi prompte que possible, d'une forte dose de rhum, d'une dose suffisante pour produire une complète ébriété. Ceux qui acceptaient le fait comme acquis admettaient qu'une copieuse

---

(1) *Comptes rendus de l'Académie des Sciences*, 1894.

ingestion d'alcool « apportait un obstacle relatif à l'absorption du poison ». Je ne sache pas qu'ils allassent plus loin dans la voie des explications.

Il y a quarante ans, P. Guersant ne faisait pas une opération de quelque importance sans avoir fait préparer, pour l'administrer aussitôt après, une potion à l'alcoolature d'aconit. Dans ses leçons, il en affirmait les bons effets sans s'y étendre d'ailleurs, et sans chercher à les expliquer. Chassaignac, dont j'ai moins suivi la pratique, avait recours, au moins accidentellement, à la même prophylaxie.

En 1856, dans une thèse sur le *mode d'action des diurétiques*, je fis, à l'occasion de la digitale, une courte allusion à ces faits, et risquai une explication. Dans ses études sur les *Substances toxiques et médicamenteuses*, Cl. Bernard avait, reprenant et développant les expériences de Traube, montré la *digitale,* poison musculaire, paralysant la fibre cardiaque en systole ; j'admettais que l'action portait autant, sinon plus, sur la fibre lisse que sur la fibre striée ; qu'elle déterminait surtout une contracture des artérioles, et apportait par là un obstacle relatif à l'absorption.

Depuis ce temps, je n'ai jamais perdu ce sujet de vue, et ai, avec des résultats qui m'ont presque toujours satisfait, conformé ma pratique aux idées que je viens de résumer. Celles-ci ont été plus développées dans une digression sur la *Digitale* (1), que je considérais et considère toujours comme le plus précieux agent de ce qu'il est encore permis d'appeler la *médication antiphlogistique.*

Le but de cette note est, en revenant sur des choses peu connues ou oubliées, d'appeler l'attention sur les succédanés que la matière médicale contemporaine pourrait avoir donnés à la digitale, et, visée plus générale, d'indiquer qu'il serait à craindre que le courant de l'opinion vers les bienfaits de

(1) A. Tripier. — *Leçons cliniques ur les maladies des femmes*, Paris, 1883.

l'antiseptie chimique détournât l'attention de moyens antiseptiques par mécanisme physiologique, dont la valeur n'a été ni suffisamment ni assez généralement éprouvée. Enfin, l'heure où la thèse générale de l'antiseptie physiologique va se trouver remise à l'ordre du jour par les expériences de d'Arsonval et Charrin sur le rôle que sont appelés à y jouer les agents physiques, me paraît favorable pour rappeler celui qu'y pourrait jouer la matière pharmaceutique.

SUPPOSITOIRES VAGINAUX

TOPIQUES ARGILEUX [1]

C'est la difficulté d'agir sur l'utérus et même sur la muqueuse vaginale chez certaines femmes dont l'orifice vulvaire se trouve étroit ou rétréci au point de ne pouvoir plus admettre que le doigt, qui m'a d'abord donné l'idée de substituer à l'usage des tamponnements médicamenteux, auxquels j'avais souvent recours, celui de suppositoires vaginaux d'un petit volume.

Les conditions à remplir par ces topiques étaient d'offrir une consistance suffisante pour l'introduction, tout en restant capables de se dissoudre ou de se déliter dans le vagin, — d'être constitués par un véhicule assez peu soluble ou assez difficilement dissociable pour ne pas abandonner trop rapidement le principe médicamenteux dont ils sont chargés, — véhicule dont la présence ne compliquât pas outre mesure les soins de toilette, et qui fût au besoin un cosmétique.

Après avoir songé aux suppositoires gélatineux de Raynal, qui remplissent fort bien la première condition, moins bien les dernières, je m'arrêtai comme véhicule à l'argile plastique, qui, indépendamment de ses qualités topiques propres, se prêtait mieux aux applications que j'avais en vue, compor-

---

(1) *Bulletin général de thérapeutique médicale et chirurgicale*. Août 1883.

tant une préparation extemporanée réalisable en l'absence d'un outillage spécial. Pétrie au mortier, avec des solutions liquides ou pâteuses, l'argile s'en charge aisément, formant avec elles une pâte médicamenteuse d'une bonne conservation, même dans un milieu saturé d'humidité, pâte avec laquelle le premier venu — ordinairement la malade — peut préparer au moment du besoin un bol de telle forme et de tel volume qu'il aura été prescrit.

On peut préparer ainsi des suppositoires aux sels de cuivre ou de fer, à l'alun, etc. On peut même y incorporer des extraits végétaux en prenant quelques précautions d'une réalisation facile.

Dans l'exécution, quelques difficultés étaient à prévoir; quelques précautions devaient être prises.

La masse, en se desséchant, même modérément, n'abandonnerait-elle pas des efflorescences salines? — Cela ne se produit pas dans une mesures appréciable.

Il est bon qu'au moment de s'en servir la pâte ait une consistance voisine de celle adoptée dans la pratique du modelage. Cette consistance est un peu trop grande pour la préparation ; on incorporera donc le principe médicamenteux dans un véhicule aqueux plus ou moins abondant.

Le mélange exactement fait sera ensuite gardé dans un vase posé sur une assiette contenant de l'eau, et recouvert d'une cloche. Il se conservera ainsi, dans un milieu saturé de vapeur d'eau, à la consistance voulue.

Quand ensuite on le pétrira pour l'usage, il offrira l'inconvénient, s'il n'est employé à l'instant même, de se dessécher assez rapidement et de prendre vite une consistance trop ferme. On y remédie en ajoutant à la solution aqueuse ou à la masse une certaine proportion de glycérine.

L'addition de glycérine a un autre avantage, qui s'est montré très sensible dans la confection des premiers topiques argileux que j'ai préparés, topiques à l'iodure de potassium : au contact de la terre glaise, la solution aqueuse se décompose et l'iode est petit à petit mis en liberté ; l'addition de glycérine assure la stabilité de l'iodure.

Voici la prescription que je fais dans le cas où c'est l'iodure de potassium que j'emploie :

Argile plastique des sculpteurs....	500	grammes.
Eau....................	50	—
Iodure de potassium............	30	—
Glycérine....................	100	—

Mêler exactement au mortier, et conserver, comme il a été dit plus haut, dans une atmosphère saturée d'humidité.

Chaque jour, ou tous les deux jours, la patiente en prend la quantité voulue pour faire, au moment de l'usage ou peu avant, une boulette du volume et de la forme d'une grosse olive. Cette boulette pèse environ 5 grammes et renferme 2 décigrammes d'iodure.

On l'introduit dans le vagin aussi avant que possible, et l'on n'a plus à s'en occuper ; les soins de la toilette habituelle n'ont aucun compte spécial à en tenir : quand l'argile a rempli son rôle de véhicule et de savon, elle est entraînée petit à petit et très facilement par les lavages.

Je ne doute pas que ce mode de pansement soit appelé à rendre des services dans les affections phlegmasiques (topiques à l'extrait de digitale), dans les catarrhes vaginaux simples ou diathésiques (astringents, sels de cuivre, sulfures, etc.). Dans tous ces cas, le véhicule a l'avantage d'agir comme adjuvant ; je n'ai pas à rappeler que l'argile aussi bien que la glycérine a fait ses preuves, et que, si elle n'est plus employée comme cataplasme, il faut l'attribuer à sa trop facile dessication, à laquelle il n'est pas toujours commode de mettre obstacle.

ABSORPTION MÉDICAMENTEUSE

PAR LA VOIE VAGINALE (1)

Une large pratique de mes injections savonneuses m'ayant montré dans la cavité utérine une excellente surface d'absorption, m'avait fait bien augurer de l'utilisation de la voie vaginale dans les affections péri-utérines. De là la préparation de topiques à excipient de terre glaise. (*Suppositoires vaginaux ; topiques argileux. Bulletin général de thérapeutique,* 1883).

Les résultats se montrèrent satisfaisants dans les cas où cette médication peut être appliquée; mais nombre de femmes s'y dérobèront, en raison de l'incommodité d'une préparation qui laissait trop de traces sur le linge. Pour moi, le principal grief était la difficulté de la préparation : notamment un moulage qui ne dispensait pas suffisamment de l'intervention manuelle.

Je persévérai, néanmoins, dans l'usage de ces topiques vaginaux, jusqu'au jour où je trouvai, dans les ovules Chaumel, une préparation plus facile à exécuter, à employer et d'une meilleure conservation, même à l'air libre. Aujourd'hui, je m'en tiens exclusivement à ceux-ci.

Les formules que j'ai proposées à M. Chaumel sont celles que j'avais déjà éprouvées pour mes topiques tant savonneux qu'argileux :

L'*iodure de potassium*, de 10 à 20 centigrammes, à em-

---

(1) *Semaine médicale,* janvier 1892.

ployer chaque jour dans les cas de fibromes utérins, quand, en l'absence du médecin, en voyage par exemple, on se trouve empêché de poursuivre une médication plus active : topiques utérins ou voltaïsation;

L'*extrait de digitale*, de 5 à 10 centigrammes, lorsque des complications douloureuses du côté des annexes ou de la vessie peuvent faire craindre quelque processus phlegmasique;

L'*extrait de chardon Marie*, de 5 à 10 centigrammes, dans les cas où des phénomènes douloureux paraissent surtout sous la dépendance d'un état variqueux pelvien.

Pour les sortes qui précédent, l'expérience est acquise depuis longtemps déjà ; plus récemment, j'ai expérimenté des ovules Chaumel au sulfate de quinine, de 0.50 à 1 gramme, tant pour les malades chez lesquelles existait de l'intolérance gastrique que pour d'autres chez qui des algies paludiques se montrent, à localisations infra-abdominales ou lombaires. Les premiers résultats ont été favorables.

Il est généralement admis aujourd'hui que les topiques vaginaux glycérinés exerceraient une action osmotique notable. Faudrait-il expliquer par là une facilité d'absorption exceptionnelle ; et la présence de la glycérine solidifiée rendrait-elle compte, jusqu'à un certain point, des effets thérapeutiques rappelés ci-dessus ?

TABLE

Soc. a. de l'Imp. Kugelmann (G. Balitout, dir.), 12, rue Grange-Batelière.

www.ingramcontent.com/pod-product-compliance
Ingram Content Group UK Ltd.
Pitfield, Milton Keynes, MK11 3LW, UK
UKHW031853260826
14628UKWH00002B/741

9 782019 657093